CB141966

1

TEMAS DE INTERESSE PERICIAL

PUNHO E MÃO

LUIZ PHILIPPE WESTIN CABRAL DE VASCONCELLOS

1

TEMAS DE INTERESSE PERICIAL

PUNHO E MÃO

LTr®

EDITORA LTDA.
© Todos os direitos reservados

Rua Jaguaribe, 571
CEP 01224-001
São Paulo, SP — Brasil
Fone (11) 2167-1101
www.ltr.com.br

Produção Gráfica e Editoração Eletrônica: RLUX
Projeto de capa: FABIO GIGLO
Impressão em Sistema POD: META | www.metabrasil.com.br

LTr 4676.3
Junho, 2012

Dados Internacionais de Catalogação na Publicação (CIP)
(Câmara Brasileira do Livro, SP, Brasil)

Vasconcellos, Luiz Philippe Westin Cabral de
Temas de interesse pericial, 1 : punho e mão / Luiz Philippe Westin Cabral de Vasconcellos. — São Paulo : LTr, 2012.

Bibliografia.
ISBN 978-85-361-2191-8

1. Justiça do trabalho — Brasil 2. Mãos — Doenças 3. Medicina do trabalho 4. Perícia médica 5. Punhos — Doenças I. Título.

12-06655 CDU-347.948:331

Índice para catálogo sistemático:

1. Perícia médica : Punhos e mãos : Justiça do trabalho 347.948:331

SUMÁRIO

PREFÁCIO

É com grande honra e satisfação que recebi o convite do amigo e perito médico, Dr. Luiz Philippe Westin Cabral de Vasconcellos, para prefaciar seu novo livro: *Temas de interesse pericial – mão e punho.*

Durante seus 42 anos de formado, ex-cirurgião da mão, ex-plantonista de PS, fisiatra e perito, o mesmo acumulou muitas "estórias" e experiência e quer compartilhá-las com os colegas peritos, principalmente os não ortopedistas e fisiatras, nessa época de consolidação da especialidade e grande necessidade de aprimoramentos técnico-científicos e de padronização de condutas.

Inicia seu primoroso trabalho abordando os temas punho e mão, de forma quase venerável e respeitosa, como merecem tanto nas perícias como na assistência médica.

É sempre necessário realçar que a Ortopedia e a Fisiatria são especialidades que mantém uma grande afinidade com a Medicina Legal e Perícias Médicas, com áreas de atuação muitas vezes interrelacionadas, com temas comuns, que são abordados com grande proficiência pelo autor.

Esta obra trata de 13 afecções mais frequentes em perícias médicas do punho e da mão — sem grandes preocupações a respeito das técnicas cirúrgicas —, com ênfase na epidemiologia, riscos, nexos, exame físico, exames complementares, incapacidades decorrentes e complicações.

A iniciativa, previamente coroada de êxito, ocorre em um momento ímpar e auspicioso da história da perícia médica brasileira: em 2011, conseguimos a tão sonhada oficialização da especialidade e, neste ano, titularemos os primeiros especialistas.

A sociedade civil, jurídica e médica clama por alguém que detenha mais conhecimento na área, já que a perícia médica não é abordada nem nos cursos de formação, nas residências ou nos cursos de outras áreas de especialização.

O compêndio preenche essa lacuna e aborda conhecimentos técnicos básicos e fundamentais que todo profissional que atua na área deve ter em Ortopedia e Fisiatria, atendendo também aquele colega que, apesar de ter uma grande experiência prática, adquirida pelos longos anos de militância pericial, não tem condições práticas de participar de jornadas e eventos científicos — porém, sofre com as dúvidas do dia a dia do seu labor.

Aproveitamos o ensejo para cumprimentar o Dr. Luiz Philippe , pois com sua iniciativa e desprendimento elaborou uma obra tão valorosa e completa, buscando iluminar os caminhos, nem sempre claros e sem obstáculos, que são percorridos por aquele colega que pretende realizar um bom laudo médico pericial.

Espero que seu esforço e dedicação sirvam de exemplo para que outros colegas façam o mesmo, enriquecendo a — ainda escassa — literatura nacional especializada em medicina legal e perícias médicas.

Jarbas Simas
Presidente da Sociedade Brasileira de Perícias Médicas
Diretor Executivo da Associação Brasileira de Medicina Legal e Perícias Médicas

INTRODUÇÃO

Esta é uma abordagem de temas para médicos peritos e não para especialistas em cirurgia da mão, ortopedistas ou reumatologistas, pois atualmente percebo que apenas por volta de 10% dos colegas que exercem a perícia médica são titulados nessas especialidades, sendo que a grande maioria, apesar de desempenhar a contento as atividades periciais, traz conhecimentos antigos, incompletos e esparsos, guardados dos tempos do 4º ano médico, assim carecendo de informações mais objetivas seja de anatomia aplicada, funcionalidade, incidência, fatores de risco, nexos, complicações e diagnósticos diferenciais, mostrando uma bibliografia pertinente e não esgotada.

Não procurem aqui listas de nomes de manobras e testes, profundas afirmações de fisiopatologia ou modernidades de tratamento, pois não é esse o nosso propósito.

Também não gosto de rotular esse volume como um "manual", por sempre me parecer limitar o raciocínio do leitor perito, arvorando verdades e desencorajando futuras e necessárias investigações, tal como um livro de receitas culinárias para cozinheiras principiantes.

O motivo de interesse do estudo de um problema de saúde deve ser basicamente pela sua frequência e/ou pela sua gravidade.

Podem-se acrescentar outros focos de interesse, tais como o ineditismo, as causas, a descrição do quadro clínico, os meios de diagnóstico, os diagnósticos diferenciais, os métodos de tratamento, as suas consequências e as perspectivas de prognóstico e reabilitação, além de custos sociais.

Nas perícias médicas, por sua característica específica de esclarecimento de uma situação geradora de conflito, existem múltiplos aspectos ou situações de interesse que necessitam abranger conhecimentos amplos, indo desde o indivíduo *normal*, passando pelo indivíduo *suspeito* de ser portador de uma afecção, depois por aquele ainda *sob tratamento* e finalmente aquele *já tratado* definitivamente, com seu estado de saúde definido, consolidado.

Pela minha experiência e pelas contribuições e sugestões dos colegas peritos, agrupei as principais afecções (novamente pela frequência e/ou pela gravidade) que ocorrem nas perícias, sejam elas de caráter trabalhista, cível, previdenciário ou securitário.

Intencionalmente, neste volume, concentrei a atenção em afecções musculoesqueléticas distais dos membros superiores (punho e mão), ou seja, as mais comuns à prática ortopédica, traumatológica, reumatológica, da cirurgia da mão e mais frequentes nas Perícias Médicas.

Pela frequência encontrada nas perícias médicas, irei abordar, pretenciosamente:

— Síndrome do túnel do carpo	(40%)
— "Tendinites" do punho e dedos	(25%)
— Amputações e lacerações de dedos da mão	(20%)
— Cisto artrossinovial do punho	(10%)
— Distrofia Simpático-Reflexa de Sudeck	(10%)
— Fibromatosepalmar ou Moléstia de Dupuytren	(7%)
— Tenossinovite inflamatória de De Quervain	(5%)
— "Mão diabética"	(5%)
— Fratura antiga de escafóide	(3%)
— Doença de Kienboeck do semilunar do carpo	(2%)
— Rizartrose do polegar	(2%)
— Tenossinovite estenosante dos flexores dos dedos ou "dedo em gatilho"	(2%)
— Dedo "em martelo"	(2%)

Essas são as minhas porcentagens de frequência, porém podem variar muito dependendo do perfil da população atendida (zona rural, cidades industrializadas, faixa etária), bem como essas queixas constarem nas denúncias, porém, serem, de fato, outros os diagnósticos ou mesmo haver superposição deles.

Outros temas correlatos tais como as sequelas de queimaduras, a mão reumática, os corpos estranhos, as picadas peçonhentas, serão citados como diagnósticos diferenciais tão importantes quanto a queixa principal, porém mais raramente incidentes.

Que não se iludam os colegas peritos com as baixas porcentagens citadas acima, pois basta um caso mal investigado e menosprezado para comprometer a credibilidade do laudo e do perito.

Pelas características de não tratamento e não benemerência, mas sim da função esclarecedora exercida pelo médico perito, terá ele de conciliar suas obrigações éticas profissionais com as necessidades desses esclarecimentos às partes envolvidas e ao julgador, tendo uma atuação investigativa horizontal extensiva e vertical de profundidade de conhecimentos, com conclusões que acabam tendo o peso de uma verdadeira sentença, se não judicial, pelo menos médica.

A famosa frase latina *visum et repertum*, tão a gosto daqueles que descrevem o ato pericial, deve ser interpretada e exercida de forma plena, ou seja, há que se ter bons olhos para enxergar e ótimas palavras para descrever, incluindo aí a visão científica abalizada e atualizada, a interpretação dos fatos, situações e documentos e a transposição ao papel de texto límpido, inciso, preciso e conciso.

Essas três últimas palavras são as minhas principais metas quando participo de um ato pericial.

Esse processo de estudo e raciocínio é primordialmente cronológico da história natural da doença, porém não linear, ou seja, a cada momento surgindo caminhos, eventos e ideias transversais, e mesmo variações de importância na velocidade do tempo, como bem preconizam os preceitos de Koch para as doenças infecciosas e de Bradford Hill para a existência e relações de nexo das afecções ou doenças.

Segundo o que nos ensinam os critérios de Bradford-Hill, as evidências epidemiológicas necessitam de:

Sequência temporal: a exposição a um agente sempre tem de preceder sua consequência ou resultado. Por exemplo: os sintomas de AIDS só podem aparecer após algum tempo de contaminação ao vírus HIV ou, ainda, a exposição à sílica livre demora alguns anos para ocasionar a fibrose pulmonar característica.

Força de associação: é a medida estatística do "tamanho" da existência da associação. Por exemplo: Um tiro na cabeça tem grande força de associação com morte imediata. Já a exposição ao sol não leva inexoravelmente à insolação.

Intensidade dose-resposta: um aumento de exposição causa um aumento de risco e vice-versa, ou seja, menor exposição, menor risco de ocorrência de um dado efeito. Por exemplo: a hipoglicemia está relacionada à dose de insulina administrada. A exposição a 86 decibéis causará menor dano ao ouvido médio que a exposição de 95 decibéis. As avaliações de insalubridade e periculosidade se baseiam em limites de tolerância, tempo de exposição, quantidade e distâncias, medidas essas que devem ser analisadas, quando alegadas pelo periciando.

Constância (ou consistência ou coerência): quando resultados semelhantes são obtidos por diferentes métodos de avaliação, diferentes pessoas e em diferentes circunstâncias ou lugares. Por exemplo: a relação entre câncer de pulmão e tabagismo, resultado de trabalhos feitos em diferentes condições, porém sempre com resultados semelhantes. Muito cuidado se deve ter em citações de exceções ou casos isolados, ou mesmo de simples "experiência pessoal".

Plausibilidade biológica: quando a associação concorda com os conhecimentos atuais dos processos biológicos. Por exemplo: dificilmente se terá alguma pneumonia purulenta sem febre ou tosse ou ocorrerá a cura espontânea de um câncer gástrico, diferentemente de uma lombalgia ou epicondilite, reconhecidamente afecções autolimitantes (que desaparecem por si sós).

Especificidade: quando certa causa produz um efeito específico e com constância. Por exemplo: a exposição a alta temperatura causa sudorese. Muito cuidado se deve ter em se relacionar causas "genéricas", por exemplo, "esforços repetitivos" com consequências também genéricas ("tendinites em ambos os membros superiores").

Analogia: mostra a existência de casos anteriores de exposição e que causaram efeitos semelhantes, à semelhança do Nexo Técnico-Epidemiológico. Atenção deve ter o médico perito para não aceitar passivamente a existência de vários casos na mesma linha de produção, na mesma empresa ou denunciados pelo mesmo órgão de classe ou patrono, pois existe a possibilidade de estar apenas havendo uma "contaminação ambiental".

Topografia: quando certo fenômeno desencadeia uma reação anatomicamente definida. Não há como se relacionar (ou acreditar) que uma fratura de costela cause perda de força em braço esquerdo e perna direita ou que uma queixa de síndrome do canal do carpo ocasione fraqueza muscular à extensão do cotovelo.

Explicações alternativas: quando as outras possibilidades foram adequadamente exploradas e descartadas, dando-se especial atenção aos diagnósticos diferenciais.

Experimentação, prevenção, eliminação: quando um fenômeno pode ser prevenido, alterado ou eliminado através de intervenções específicas. Por exemplo: a diminuição de mortes por acidente de trânsito após controle de velocidade ou alcoolismo. Esse critério tem grande importância pericial ao se analisar as medidas implantadas no PCMSO e PPRA.

Ausência de outras explicações lógicas: apesar de óbvio, esse critério muitas vezes é esquecido, pois nem sempre a lógica científica é simples e direta, optando-se erradamente pelas explicações mais fáceis ou imediatistas.

Esses preceitos nada mais são do que a expressão do bom senso clínico científico, tão importante, tão subjetivo e tão difícil de ser ensinado.

Ainda como ressalva, deve-se observar a possível incompatibilidade entre a perspectiva epidemiológica que mostra números populacionais e a perspectiva clínica assistencial ou pericial de um único e específico indivíduo. Ou seja, vale aqui a famosa frase: "cada caso é um caso".

Cabe aqui um alerta e um estímulo à procura dos *diagnósticos diferenciais*, pois estes poderão estar ocultos pelo tempo decorrido, pela documentação escassa, pela nossa ignorância ou falta de modéstia ou ainda mesmo pelas más intenções.

As *concausas*, não só para essas afecções da mão, mas para todas as outras passíveis de perícia médica, devem ter o correto emprego da argumentação, com profundo e atualizado embasamento científico, sem vieses de "achismos", mitos, dogmas, ideologias, simplificações, facilitações, tendências e outros tantos fatores que tumultuam as conclusões periciais.

Devido às características e propósitos eminentemente práticos desse livro, optei por fazer as citações da bibliografia no texto somente pelo primeiro autor e ano de publicação, ficando ao fim de cada capítulo a citação segundo as normas internacionais.

De especial interesse, enquanto se aguarda uma classificação e quantificação nacional de doenças e suas consequências, sugiro o estudo do importante livro da *American Medical Association: Guides to the Evaluation of Disease and Injury Causation* (2008), que mostra a relação causal entre uma dada doença e os fatores predisponentes e/ou desencadeantes, estuda os riscos ocupacionais tais como posturas desconfortáveis, trabalhos com esforço, atividades com teclado de computação, vibrações, repetitividade, frio ambiente, mão dominante, além de esclarecer outras questões de grande interesse pericial, baseado em evidências de artigos publicados.

Finalizando, gosaria que este livro despertasse mais ainda o interesse pelo estudo da mão, sua anatomia, suas funções, a estética e seus transtornos, tanto físicos como psicossociais necessários à avaliação pericial.

A NECESSIDADE DA SEMIOLOGIA

Existem atualmente bons livros de Semiologia Ortopédica, Neurológica e Reumatológica, assim como outros cursos e recursos audiovisuais disponíveis, que mostram a semiotécnica tradicional para casos assistenciais, não periciais, tais como Barros (2001), Reider (2001), Hoppenfeld (2002), Evans (2009), Polley (1989) e tantos outros, incluindo dicionários e a inestimável ajuda da internet.

Esses testes devem ser bem conhecidos e aplicados, porém sob outra ótica semiotécnica e outras interpretações, já que serão usados em condições diferentes daquelas de consultório, onde o examinando quer ser curado e não apenas investigado.

Essa afirmação é também válida para essas afecções do punho e mão estudadas neste volume e darei algumas orientações e sugestões básicas, reafirmando a necessidade de estudo da Anatomia ("como é"), da Fisiologia ("como funciona"), das causas e das concausas ("complicantes").

O médico perito novato não pode se esquecer que atualmente está abraçando uma nova especialidade médica e, portanto, necessita do mesmo empenho que teve ao exercer sua antiga especialidade (compra e leitura de livros, frequência a congressos, reuniões clínicas, cursos, atualizações, estudo em casa).

Se já for médico perito antigo, mais ainda, para continuar a se impor junto aos Juízos, aos seus contratantes, outros colegas e à vasta concorrência, atualizando-se, aprimorando-se e não apenas confiando na experiência pessoal "que até aqui sempre deu certo".

Pode parecer óbvio afirmar essa necessidade da Semiologia, mas é frequente que os colegas médicos peritos menosprezem os conhecimentos básicos de Semiologia Geral, indo desde a falta de cuidados nas perguntas da anamnese à aplicação dos testes e manobras musculoesqueléticas específicas, seja por ignorância pura e simples, seja por uma pretensa "experiência pessoal".

Não há que se saber os detalhes e nomes daquela variedade de ossos do carpo, mas sim saber (e dever) usar a nomenclatura oficial (Nômina Anatômica), sem infelizmente escrever "dedo mindinho, seu vizinho, fura-bolos, mata-piolhos e pai de todos"...

A descrição (e o conhecimento prévio) das amplitudes de movimentos de cada articulação do punho e da mão não tem que ser memorizadas, mas em absoluto não podem deixar de serem anotadas, referidas e comparadas com o normal e, caso ocorra a intencionalidade de limitação dessa amplitude, por "vontade" e não por deficiência, isso deve ser adequadamente reportado.

Não se esqueça o médico perito da alta complexidade dos movimentos do polegar, não sendo válida a investigação somente da flexão e extensão, como nos outros dedos.

Não é admissível descrever-se "flexão do indicador diminuída", pois esse movimento envolve a articulação metacarpo-falângica e as interfalângicas e essa "diminuição" deverá ser descrita mais precisamente em graus ou pelo menos como leve, moderada ou grave.

Não se pode confundir tendões com nervos, muitas vezes esses absurdamente "torcidos ou fora do lugar".

Não há como se aceitar "tendinites do membro superior", afirmação imprecisa, leviana e tendenciosa, tão a gosto daqueles que veem a LER /DORT em quaisquer queixas dos membros superiores, sem se preocuparem informar, no mínimo, qual ou quais tendões estão afetados, entre as várias dezenas existentes nos membros superiores.

Torna-se vulnerável aquele médico perito que, despreocupadamente, escreve "amputação da extremidade da terceira falange do polegar"; mistura "valgo e varo" com "pronação e supinação"; "interno" com "medial"; "coxa" com "fêmur"; "perna" com "membro inferior" e outros deslizes científicos comprometedores.

Deve o perito não desprezar a importante "anatomia de superfície", ou seja, aquela que, pela inspeção e palpação externa, "na pele", consegue informar sobre estruturas internas ósseas, ligamentares ou tendinosas, assim como faz um cirurgião ou clínico geral ao apalpar externamente o baço ou o fígado.

Não se esqueça: o escafóide é palpado na base do primeiro metacárpico e não na base do polegar ou junto ao processo estilóide da ulna (não mais cúbito). O semilunar ocupa posição central no punho e pode ser palpado tanto dorsal como ventralmente (ou pela face palmar)

As "tendinites", se doerem, doem ao longo de alguns centímetros do tendão e não apenas em um pequeno ponto específico.

Há que se saber que existem os tendões flexores superficiais e os profundos, com suas localizações, importância e testes específicos distintos.

Não se esqueçam: quem faz a flexão da falange distal sobre a falange média é o tendão profundo (ou longo), mais forte e importante e é testado justamente se fazendo essa solicitação de movimento, fixando-se firmemente a falange média.

Mas e a sensibilidade?

Como se aceitar um relatório de eletroneuromiografia indicando a síndrome do túnel do carpo, se não se sabe para que serve ou por onde passa o nervo mediano?

Como se saber se aquele "choque" referido no dedo amputado é consequente a um neuroma ou a uma simulação grosseira, se não se sabe por onde andam os nervos digitais?

E as neurites diabéticas, hansenianas, ainda frequentes, as tóxicas relacionadas ao alcoolismo ou a substâncias industriais, assim alterando a sensibilidade tão importante das mãos e sequer pensadas ou pesquisadas na perícia?

E a estética?

Apesar de subjetiva e pessoal, pela importância social, cultural e íntima das mãos, o fator estético tem de ser sempre pesquisado, mesmo que não reclamado explicitamente pelo indivíduo.

Nesses casos, nada melhor do que uma série de fotos detalhadas, para julgamento posterior, por quem de direito.

Portanto, é imprescindível se saber *como a mão funciona e o que sente*, não se esquecendo que esse funcionamento se inicia "na cabeça", se estende pela medula espinhal, ombros e cotovelos, com toda a beleza e complexidade decantada por poetas, artistas, robóticos e cirurgiões da mão.

Isso se chama *destreza*, que se mostra principalmente nas atividades de vida diária (AVDs: alimentar-se, higienizar-se, vestir-se, comunicar-se, locomover-se, lazer), acrescidas das atividades específicas do trabalho.

A destreza engloba fatores de desempenho tais como interesse e vontade de realizar tal tarefa, habilidade psicomotora, experiência e integridade anatômica.

Para ajudar a memória, lembramos dos principais verbos de movimentos das mãos, sejam de precisão ou de força: agarrar (esfera); apertar (cilindro); pinçar (com 2 ou 3 dedos); apoiar (firmar); suportar (corpo); empurrar (objetos); contar (unidades); elevar (pesos); golpear; enganchar (dedos em alça); "mão em concha" (beber água); gesticular.

Sem dúvida, o movimento da mão que nos diferencia e nos enobrece é o da oposição, ou seja, aquele em que a polpa do polegar se dirige à polpa dos outros dedos, em especial do dedo indicador, chamado de "pinça perfeita" (Napier, em *A mão do Homem*, 1983).

Na avaliação da (in)capacidade da mão, cabem de imediato na anamnese as perguntas:

- O que você consegue fazer?
- O que você não consegue fazer? Porquê?
- O que você antes fazia e não mais consegue? Porquê?
- Como você consegue fazer isto ou aquilo?
- O que você sentiu de início?
- Quando começou?
- Porque você acha que começou?
- Quais os tratamentos que você fez, desde o início do problema?
- Quais os exames que você já fez?
- Você teve de mudar de função por causa desse problema?
- Você necessitou de atestados por causa desse problema?
- Você chegou a ficar afastado do trabalho por mais de 15 dias por esse problema? Por quanto tempo?
- Você está trabalhando atualmente? Em quê?
- O que você sente atualmente?
- Qual o tratamento que você está fazendo?
- Você fez novos exames recentemente?
- Como você encara a aparência de sua mão?

As perguntas sobre antecedentes e afecções concomitantes devem ser feitas com objetivos específicos, principalmente voltadas para afastar os diagnósticos diferenciais e não simplesmente "cumprir tabela", pois nenhum interesse de tem em saber se "teve doenças próprias da infância", se o caso é de amputação traumática do 5º dedo da mão, ou mesmo se saber do ritmo intestinal, já que a literatura ainda não estabeleceu relação com a doença de Dupuytren.

Nada melhor do que o exame comparado entre a mão direita e esquerda (desde que a afecção não seja bilateral...), para nos mostrar a forma, tamanho e cor, tanto em vista palmar (ventral) como dorsal.

De mesma forma se faz as comparações de movimentos e de sensibilidade.

Infelizmente, para o médico perito, a coluna vertebral é única e não admite essas comparações. Se, por um lado, a repetição imediata de testes pode melhorar os índices de sensibilidade e especificidade, também podem induzir a respostas tumultuadas, confusas, simuladoras ou aprendidas.

Ainda na inspeção simples, o médico perito deve dar atenção a detalhes que poderão trazer informações paralelas, nem sempre expressas na anamnese.

Assim são as calosidades palmares em suposto "desempregado há mais de ano" ou ainda restos de tinta e cimento sob as unhas em indivíduo supostamente incapaz de pequenos esforços.

Por outro lado, aquela mão luzidia, diferente da outra mão, continuamente protegida por aquela mulher, 1 ano após uma fratura de Colles da extremidade distal do rádio, indica-nos um caso evidente de distrofia simpático-reflexa de Sudeck (dor regional complexa crônica) e não uma simulação grosseira.

Devem ter especial atenção os antecedentes de traumas antigos causadores de fraturas não consolidadas de escafóide ou lesões ligamentares mal tratadas ("pulso aberto") ou ainda as atividades de lazer predisponentes.

A frequência a academias de musculação, as lutas marciais, a capoeira, o ciclismo e o uso de moto têm tanto ou mais importância que a leitura do PCMSO, PPRA ou PPP da empresa vistoriada para estabelecimento do nexo causal nas afecções do punho e mão.

A nosso ver, ainda são precários os parâmetros nacionais de avaliação da funcionalidade das mãos, pois basicamente são representados pela Tabela da SUSEP (Superintendência de Seguros Privados), de 1992, e ao Decreto n. 3.048/99 que regulamenta a Previdência Social, anexo III, quadros 5, 6 e 8, modificado pelo Decreto n. 4.032/2001 (condições que dão direito ao auxílio-acidente).

A Instrução Normativa n. 98 do INSS, 2003, referente às DORTs não traz subsídios objetivos para a avaliação da (in)capacidade decorrente dessas afecções. Vide outros detalhes no capítulo das amputações.

Há muito a avançar nessas quantificações, seguindo a tendência mundial através de "baremos" e da Classificação Internacional de Funcionalidade (CIF).

Um livro importante pelos conceitos objetivos de nexo causal é o *Guides to the Evaluation of Disease and Injury Causation,* editado pela American Medical Association, sob coordenação de Melhorn e Ackerman, de 2008.

Um breve roteiro de observação semiológica geral do indivíduo e das suas mãos pode ajudar a sistematizar o raciocínio médico pericial:

— O indivíduo é destro ou canhoto? Sempre que possível, solicitar para que assine seu nome, bem como observe essa dominância durante toda a perícia.

— Existem indícios de trabalhos ou resquícios de materiais na pele ou de baixo das unhas, tais como tintas, graxa, cimento?

— A textura da pele é condizente com as tarefas alegadas ou com a ausência de uso, tais como calosidades, trofismo muscular, alterações da polpa digital e condições das unhas?

— Existe referência ao uso de luvas de trabalho que poderiam mascarar tais indícios?

— Existe a presença de tremores, sudorese anormal, movimentos estereotipados?

— Existe a efetiva colaboração na execução de solicitação de movimentos ativos?

— Existe evitação de posturas ou franca falta de colaboração na execução de movimentos passivos?

— Os movimentos e posturas não solicitados, porém espontaneamente realizados pelo indivíduo quando distraído (desvestir-se, vestir-se, escrever, segurar documentos, cumprimentar), são condizentes com as queixas alegadas?

— As alterações sensitivas são adequadamente correspondentes aos territórios dos nervos radial, mediano e ulnar?

— Há explicação plausível para a bilateralidade das queixas?

— Existem indícios de uso bilateral e simétrico das mãos (moto, esportes, artesanato, instrumentos musicais)?

Alguns comentários são pertinentes à situação psíquica apresentada pelo portador de alguma afecção da mão, seja aguda ou crônica.

A visão técnica, anatômica de uma queixa da mão deve ser adequadamente juntada ao entendimento da situação que aquela doença ocasiona no indivíduo, seja de cunho pessoal tal como a estética, a dor, a imagem corporal, o catastrofismo, seja de cunho social por meio de rejeições, dó, desprezo, credulidade do grupo ao qual pertence ou no trabalho.

Apesar de não ser de competência médica pericial atual a avaliação do dano moral, tão banalizado nas denúncias, o médico perito deverá avaliar e quantificar, mesmo que seja apenas para o seu próprio convencimento, as características que poderão influenciar nas informações e evolução das queixas.

Finalizando, são poucas as afecções ocupacionais nitidamente progressivas, quando afastadas as causas predisponentes e após realizados os diagnósticos e tratamentos adequados.

Tirada "a pedra do sapato", é esperada a cura.

SOBRE OS EXAMES COMPLEMENTARES DE INTERESSE PERICIAL

É causa frequente de preocupações o uso de exames médicos complementares no exercício da medicina.

A solicitação, o aproveitamento, a interpretação e a confiabilidade desses exames em todos os setores da assistência médica trazem implicações éticas, científicas e econômicas importantes, sendo alvo de auditorias, protocolos e propaganda, culminando atualmente com a chamada medicina defensiva, em que o médico assistencial se cerca, muitas vezes abusadamente, de exames invasivos, custosos, demorados, sofisticados, desnecessários ao diagnóstico ou à evolução, para apenas não ser indiciado como negligente.

Creio que nas perícias médicas essas distorções, mesmo que pouco frequentes, são grandemente motivadas por insegurança semiológica básica, pela necessidade de anexar mais um papel aos autos, pela transferência de responsabilidades, pressões das partes ou simplesmente comodismo e pressa.

Para que servem os exames complementares na perícia médica?

- confirmar uma hipótese diagnóstica ou uma afecção já diagnosticada pelo médico perito através da anamnese e exame físico;
- confirmar ou negar uma afecção alegada pelo autor da ação;
- contrapor-se a exames duvidosos anexados;
- mostrar o estado de normalidade (ausência de doença);
- fazer comparações e estabelecer a cronologia da evolução;
- esclarecer possíveis concausas;
- dar a graduação da gravidade da afecção;
- compor documentação juridicamente confiável;
- satisfazer solicitações do colega assistente técnico.

Apesar de importantes, pouco se lê sobre os trabalhos que mostram aspectos básicos de interpretação de exames, tais como a sensibilidade e a especificidade, para não se entrar nos itens mais difíceis da epidemiologia e bioestatítica, já tão distante no tempo e na vontade de revê-las.

Mas e os indivíduos assintomáticos?

Quais e quantos são aqueles que trazem exames bem feitos, com resultados detalhados, porém sem expressão clínica, sem sintomas ou sinais correspondentes e muitas vezes sem ligação lógica com as queixas alegadas ou com as condições de trabalho ou do trauma?

Ao se procurar na internet (*Google* ou *Pub Med*) uma doença e seus exames, de imediato temos que nos preocupar com os porcentuais de falsos positivos e falsos negativos, mas principalmente nos achados anatômicos nos indivíduos assintomáticos.

Ainda sobre esses resultados "positivos", mesmo com a credibilidade do médico emissor do exame, ele tem as limitações dos métodos, dos equipamentos, do desconhecimento dos antecedentes, da falta de contato pessoal e das distorções que o tempo e o espaço se associam a serviços com menor credibilidade de execução.

A linguagem descritiva dos exames, principalmente aqueles de imagem, trazem jargões de expressão clínica duvidosa tais como: "S. L. O." (sem lesões ósseas); "fina lâmina líquida"; "ecotextura moderadamente alterada", "discretamente hipoecogênico", às vezes atenuando essa linguagem com condicionamentos à "comprovação clínica" e daí trazendo maiores incertezas.

Também os resultados dos exames eletroneuromiográficos nos fazem aceitar, de forma passiva e envergonhada pela nossa ignorância, os termos "esotéricos" para aqueles não íntimos das ondas elétricas, dando aos autos um falso sabor de erudição científica, porém nunca substituindo a boa anamnese sobre os "formigamentos", os "choques", as "fraquezas", as atrofias.

A aceitação de exames incompletos, sem relatório, mal conservados, unilaterais, xerox do xerox, sem cronologia adequada, feitos em serviços totalmente desconhecidos ou simplesmente referidos pelas partes, torna fácil o comprometimento pericial e não pode substituir aquele exame físico presencial da boa perícia.

Não existem exames de rotina.

Existem rotinas da boa prática médica pericial.

Um alerta:

Não confunda

documentos com papéis,

exames com documentos,

relatórios com diagnósticos,

diagnósticos com sintomas,

sintomas com incapacidade,

exames feitos com trazidos,

remédios receitados com tomados,

embalagens com comprados.

Um outro alerta sobre o equipamento JAMAR: Apesar de ainda aparecer raramente em alguns trabalhos científicos atuais, na minha opinião o uso desse equipamento se restringe a academias de musculação, em que o indivíduo quer mostrar ao seu "*personnal trainer*", sua melhor performance, o que absolutamente não é o caso das perícias médicas, restando apenas como uma tentativa de instrumentalização e autopromoção de um ato que deveria ser eminentemente clínico. Essa falta de confiabilidade já foi observada por Ashford, em 1996.

SÍNDROME DO CANAL DO CARPO

O estudo da Síndrome do Túnel do Carpo (STC) enquadra-se bem na necessidade de esclarecimentos para fins periciais, podendo ser considerado paradigma de uma situação frequente de interesse e de conflito.

Os leitores verão que a nossa sistematização de estudo da Síndrome do Túnel do Carpo poderá ser aplicada às outras afecções subsequentes, com a mesma linha de raciocínio, cuidados semiológicos, valorização de exames, estabelecimento de nexos e constatação de incapacidades ou sequelas.

Essa síndrome se caracteriza por alterações funcionais sensitivas e/ou mais raramente motoras do nervo mediano, causadas por compressão extrínseca quando do seu trajeto na região ventral do punho, através do túnel osteofibroso (retináculo flexor ou ventral do punho).

O primeiro desafio pericial será estabelecer um mínimo de evidências que comportem pelo menos a suspeita da STC, justificando pôr em prática a sequência de recomendações e conhecimentos que se seguem, pois com alguma frequência a queixa processual, motivo da perícia médica, é de ordem musculoesquelética, tendinosa ou mesmo psiquiátrica ou simulatória, não de nervo periférico, nada tendo a ver com a alegada síndrome do túnel do carpo.

Avaliando a STC, o Perito Médico não deve se ater simplisticamente ao estudo somente do chamado nexo causal ocupacional, frequentemente solicitado nas lides judiciais trabalhistas, acidentárias e previdenciárias, pois esse perito também pode ser chamado a dar seu laudo sobre possíveis erros de diagnóstico (exames) e de tratamento (cirurgias) de seus colegas de profissão.

A literatura médica especializada

Atualmente, os recursos da informática facilitam as pesquisas, encurtando caminhos e diminuindo o tempo de trabalho, porém mostrando uma face cinzenta da pesquisa científica em que, ao lado de artigos bem executados e publicados em periódicos de bom conceito, vê-se a proliferação de trabalhos repetitivos, superficiais, tendenciosos, comerciais, de baixa aplicabilidade clínica ou de restrita área de interesse ou de abrangência.

Em recente pesquisa via Internet (6.1.12), no *site Google*, item Síndrome do Túnel do Carpo, obtive 153.000 citações (leigas e científicas) e no site Pub Med, da National Library of Medicine, o tema *Carpal Tunnel Syndrome* foi abordado em 5.623 citações, sendo 2.133 textos integrais e, quando associado a fatores de risco ocupacional (*occupational risk factors*), mostrou 519 referências.

Nos artigos de maior relevância, não foi encontrado nenhum que especificamente relacionasse a STC com perícia médica, mas apenas referências à má prática médica (*malpratice*) e fingimento, simulação, dissimulação (*malingering*).

Sem dúvida, essa quantidade de trabalhos publicados causa dificuldade em selecionar sua leitura e conseguir um consenso lógico aproveitável para as perícias, pois esse volume traz em seu bojo uma quantidade proporcional de informações precárias, deturpadas, falsas, tendenciosas ou simplesmente inúteis.

Essa extensa produção científica sobre a STC mostra, de um lado o interesse de esclarecimento e de outra, o tamanho ainda considerável da ignorância ou dúvida sobre o assunto, o vigor das argumentações e os interesses médicos, sociais, legais, industriais e políticos envolvidos.

Cada vez mais a extensa bibliografia "anexada aos autos", muitas vezes não pertinente, ultrapassada e tendenciosa, será fiscalizada pelas partes interessadas e será motivo de desprezo judicial.

Resumindo, haverá sempre aquele que escreveu a favor de alguma ideia e outro que pensou exatamente o contrário, cabendo ao médico perito ser aquele que mostrará o ponto de equilíbrio informativo diante de cada caso e não somente se baseando em números da estatística ou em citações bibliográficas de baixo peso científico ou alto teor de tendensiosidade.

Estudos epidemiológicos

A Epidemiologia pode ser definida de forma simplista como o estudo da distribuição e dos determinantes do processo saúde/doença em grupos populacionais específicos e a aplicação desses estudos no controle dos problemas.

A frequência populacional da STC citada na literatura apresenta grandes discrepâncias, devido aos diferentes critérios de diagnóstico.

Atroshi (2003), em trabalho desenvolvido em uma cidade sueca com 170.000 habitantes, observou em amostra populacional a prevalência de 14,4% de pessoas com sintomas característicos de STC, quando referidos pelos próprios indivíduos. Quando esses mesmos indivíduos foram submetidos a exame físico dirigido e específico — portanto, quando se somaram os sintomas e sinais clínicos —, essa prevalência baixou para 3,8%. Posteriormente, acrescentando-se o exame eletrofisiológico de neurocondução dessas pessoas, a prevalência baixou ainda mais para 2,7%, ou seja, 27 indivíduos possivelmente portadores de STC a cada 1000 habitantes, o que deve ser o mais próximo da realidade, considerando-se os cuidados de inclusão e exclusão da amostra.

Gell (2005) encontrou a incidência anual de 12,4 casos de STC por 1000 trabalhadores (1,24%) em funções tanto burocráticas, de escritório, como de linha de produção, em seguimento de 5,4 anos.

Ao médico perito cabe lembrar desses dados quando observar uma frequência discrepante em uma determinada empresa ou função e daí periodicamente avaliar se a sua própria estatística pessoal de conclusões de laudos não está fugindo dessas frequências.

Muitos diagnósticos semelhantes em um mesmo lugar ou em pequeno intervalo de tempo, ou mostram uma epidemia ou falta de cuidado no trato dos números.

A sequência do raciocínio lógico

Sem dúvida, para qualquer indivíduo, o tempo e o espaço são os referenciais mais simples e lógicos para desenvolvermos uma linha de pensamento.

É o *quando* e o *onde* que se impõem na vida cotidiana e assim também será na nossa investigação sobre a STC e as outras afecções relacionadas.

No tempo, quando se iniciaram os sintomas, quando foi feito o diagnóstico, quando se iniciaram os tratamentos, quando foram feitos os exames, quando os sintomas pioraram ou melhoraram, quando ocorreram fatos paralelos relevantes, quando foi operado?

No espaço, onde se iniciou o desconforto, onde trabalhava na época, onde se tratou, onde passou a trabalhar?

Esses questionamentos, aparentemente óbvios, serão vistos de forma mais detalhada adiante, pois infelizmente nem sempre são observados no decorrer da perícia médica.

Quanto à assistência médica primária

A política de assistência médica implantada pelo Sistema Único de Saúde (SUS) no Brasil faz com que as queixas médicas iniciais sejam verificadas por médicos generalistas, frequentemente não afeitos à propedêutica e semiologia musculoesquelética, não sabendo esses médicos valorizar queixas de sintomas estranhos ou mesmo não fazendo testes simples de sensibilidade e motricidade.

Juntem-se a isso os encaminhamentos tardios ou equivocados, mal dirigidos, mal documentados ou mal explicados ao paciente.

Disso decorre a evolução para a cronificação e/ou agravamento de uma afecção que poderia ter sido orientada e tratada de maneira simples e efetiva.

De mesma forma haverá a criação de mitos e inverdades que tumultuarão o ambiente pericial ("Sua mão está secando"; "É incurável"; "A cirurgia pode piorar", etc).

O médico perito deverá avaliar os antecedentes da assistência médica primária do indivíduo portador da STC, quem e como primeiramente o examinou, que exames complementares pediu, quais as informações e orientações dadas, pois muitas vezes certos mitos, desconfianças ou expectativas foram criadas nessa fase da doença e darão trabalho para serem desfeitas pelo laudo pericial.

Quanto à assistência médica secundária

O difícil acesso a especialistas, consequente do capítulo anterior, faz com que restem dúvidas ao indivíduo portador da STC de quem deva tratá-lo.

Mesmo entre os profissionais médicos, quem melhor sabe e pode tratá-lo? Neurocirurgiões, ortopedistas, cirurgiões de mão, cirurgiões gerais, fisiatras ou mesmo cirurgiões vasculares?

De forma simples, deve tratá-lo quem sabe fazê-lo. E ponto final.

Não se deve esquecer a atuação preventiva e assistencial do médico do trabalho, seja na identificação precoce de fatores desencadeantes, seja na abordagem ergonômica do tratamento.

Resta ainda a incerteza de como será tratado (tratamento cirúrgico ou incruento?), quais as técnicas desta ou daquela opção de tratamento e qual a melhor rotina de reabilitação ocupacional pós-operatória.

Essa variedade de opções de tratamento, de "experiências pessoais", de novidades e modismos, de limitações estruturais e econômicas, a diluição de responsabilidades assistenciais e a baixa aderência a tratamentos mais longos ou custosos, fazem a frequência caótica das queixas e das sequelas, dificultando a perícia no esclarecimento da verdadeira ou natural evolução da afecção.

A atuação do médico perito com frequência irá ocorrer até alguns anos depois da instalação da afecção e do tratamento, muitas vezes com documentação ambulatorial e hospitalar precária, incompleta ou adulterada.

Será de grande valia o conhecimento, pelo médico perito, das capacidades ou qualidades dos profissionais e das estruturas assistenciais envolvidas no tratamento, pois, mesmo quando não pertinentes a questões de erro médico, poderá montar a sequência de eventos desencadeantes, de evolução e de prognóstico da afecção.

Vale sempre lembrar que a causa mais comum de discórdia e alegação de erro médico é a deterioração da relação médico-paciente, por motivos nem sempre enquadráveis na tríade imperícia/imprudência/negligência.

A história clínica

A queixa típica da STC pode ser de forma simplista resumida na frase:

Doutor, quando eu durmo minha mão me acorda. Quando acordo, minha mão está dormindo.

Como escreveu Smet em 2003: "Mesmo que muitos cirurgiões digam poder fazer o diagnóstico pelo telefone, a história clínica das queixas do indivíduo portador da STC é um dos pilares do raciocínio do problema."

Entendendo-se *sintoma* como aquilo que o paciente refere ou de que se queixa, existem fatores de confusão na sua qualificação e quantificação, que podem ser descritos:

— imprecisão da época do início das queixas, pois muitas vezes esses sintomas da STC inicialmente são variáveis ou cíclicos, dificilmente existindo uma data definida ou mesmo um curto período de aparecimento;

— relação de tempo duvidosa entre a evolução clínica e a história ocupacional (ou não), raramente sendo a STC de instalação ou início súbito ou agudo, salvo nos traumas, infecções ou edemas evidentes;

— discrepâncias entre a intensidade das queixas referidas e a gravidade anatômica da compressão nervosa, principalmente nos casos com menos de 1 ano de evolução;

— possibilidade do indivíduo não perceber ou não referir alteração motora até quando 50% das fibras nervosas estejam comprometidas;

— subjetividade inerente a todos os sintomas ou queixas, dificilmente quantificáveis ou mesmo comprováveis, como a dor, os formigamentos, a diminuição da força muscular e os "choques";

— frequente diminuição dos sintomas, principalmente a dor, com a idade, com a cronificação ou agravamento da compressão, ao contrário da exuberância nos casos iniciais ou nos mais jovens.

— a expressão desses sintomas pelo portador de STC de forma individual ou pessoal, carregada de conceitos anteriores, mitos, informações leigas duvidosas, conflitos anteriores, expectativas de ganhos secundários, noções de incurabilidade ou de cronificação.

São sintomas primários ou maiores da STC a dormência, o formigamento e o desconforto noturno, sendo considerados sintomas secundários, ou menores, a dor contínua, a diminuição da força e da destreza manual.

Pode-se classificar a STC pelos tipos de sintomas e sua localização:

— STC clássica ou provável: adormecimento, formigamento, queimação em pelo menos 2 dos 3 primeiros dedos, podendo haver dores na palma, no punho ou em parte ventral do antebraço.

— STC possível: idem, com sintomas em apenas 1 dos dedos.

— STC improvável: sem sintomas nos 3 primeiros dedos, na palma ou no punho.

O sintoma dor, muitas vezes dado como índice de incapacidade na STC, não é mais importante que o sintoma "formigamento", sendo a referência exagerada à dor um sinal de informação suspeita ou mesmo de tentativa de simulação.

A dor irradiada ou outros sintomas acima do cotovelo ou na face dorsal da mão e do antebraço devem ser valorizados com muito cuidado, pois raramente são devidos à compressão nervosa propriamente ditado mediano, e pode representar uma associação com radiculites cervicais, compressões em vários níveis, neuropatias periféricas ou tentativa desastrada de simulação.

A literatura cita como importante a referência ao chacoalhar ou abanar a mão e punho (*flicksign*) para a melhora dos sintomas, fato este frequente no relato espontâneo do portador de STC.

Segundo Szabo (1994), as alterações sensitivas parestésicas noturnas (formigamentos) são frequentes em 96% dos indivíduos portadores de STC.

Segundo Nora (2005), a manifestação mais característica da STC é a parestesia abaixo do punho e, quando ocorrer acima dele ou em apenas 1 dedo, deve-se pensar em comorbidades, por não ser característica da STC.

Segundo os mesmos autores, a dor pode ocorrer de forma isolada, porém muito menos específica, bem como o relato de fraqueza, ainda muito menos frequente.

A referência à queda de objetos da mão tem a ver com a diminuição da destreza e pouco com a real perda de força de causa neuropática.

Evidentemente, a referência a posturas específicas do punho e dedos, à coincidência com o uso de tal ou qual ferramenta ou a situação de esforço deve ser adequadamente valorizada pelo médico perito, que deverá exercitar seus conhecimentos de ergonomia durante a vistoria aos locais de trabalho e não apenas acreditar nos relatos do indivíduo.

De especial interesse se reveste o estudo dos chamados sintomas não orgânicos que, ao contrário de expressarem apenas atitudes de simulação, trazem à anamnese um conjunto de referências sociais, psíquicas, comportamentais, educacionais e profissionais da visão do indivíduo sobre sua doença ou problema, como afirmou Waddell (1998).

Nas situações de uma perícia médica, em que o periciando sabe que suas informações serão usadas para esclarecimento de terceiras pessoas e possíveis ganhos secundários e não para interesse assistencial ou de tratamento, a captação dessas informações se torna uma tarefa muitas vezes cercada de subterfúgios, de desconfianças, de simulações, de escondimentos, de atenuações ou agravamentos.

Ao contrário da consulta médica tradicional, na qual reina a mútua confiança e desejo de bem fazer, na anamnese pericial existe sempre um conflito secundário que pode levar a vieses de conclusão ou ao rompimento da relação médico-periciando.

O uso de questionários padronizados, tal como proposto por Levine em 1993, é de algum valor quando aplicado verbalmente pelo médico perito, mais para nortear a sequência de perguntas a serem feitas do que para determinar uma gradação ou gravidade da afecção, ou ainda para estabelecimento do nexo causal.

Estes questionários são primariamente voltados para pesquisas científicas e são excelentes para investigar situações e indivíduos ideais, porém deve-se lembrar que esses questionários supõem respostas honestas, verdadeiras e precisas, situação esta difícil de ser encontrada nas perícias.

Fazendo parte ainda da anamnese, os diagramas, desenhos feitos pelo próprio indivíduo, mostrando as suas alterações sensitivas da mão, proposto por Katz (2005), são de aplicabilidade mais de pesquisa do que de perícia, pela sua alta subjetividade e dependência de habilidades cognitivas do indivíduo em desenhar suas queixas.

De mesma forma, a aplicação de *check lists* ocupacionais acaba cerceando, mascarando ou diluindo situações individuais de interesse.

Devido à possibilidade de concausas da STC, a anamnese deve se estender a hábitos, lazer, antecedentes pessoais, familiares e ocupacionais (tabagismo, alcoolismo, drogas, esportes, academias, traumas, saúde geral, diabetes, gravidezes, medicações, mudanças de emprego, litigiosidade), como veremos adiante.

O exame físico

Se a Anatomia clássica auxilia em muito a cirurgia e os cirurgiões, a Anatomia de Superfície é a ferramenta do clínico, que consegue detectar externamente as estruturas abaixo da pele e suas alterações.

Não há a necessidade de saber o nome dos pequenos ossos do carpo, porém não se pode diagnosticar uma STC se não se sabe por onde passa o nervo mediano logo abaixo da pele ou a localização do retináculo flexor do punho ao se palpar a palma da mão, sem se esquecer que as origens desse nervo estão acima do plexo cervical, passíveis de afecções muito acima do punho.

Da mesma forma, conhecimentos simples da fisiologia do nervo, principalmente da sua sensibilidade e vulnerabilidade à compressão e isquemia, ajudam a entender onde e porque funcionam os testes de exame físico, usando o raciocínio simples de situação conteúdo/continente anatômico.

O aprendizado e aplicação de semiologia têm sido menosprezados no ensino médico de graduação, com evidente afastamento do exame clínico de contato entre o paciente e seu médico, substituindo as tradicionais e eficientes anamnese, palpação, percussão e ausculta pelos exames complementares sofisticados e muitas vezes dispendiosos, invasivos ou mesmo de resultados controversos.

Entendem-se como *sinais* os resultados das observações que o médico obtém por meio da percussão, palpação, ausculta e manobras especiais.

A possível precariedade do aprendizado, da indicação e da execução incorreta das manobras e testes para diagnóstico da STC, juntada à subjetividade da interpretação imediatista de sua positividade/negatividade ou gradação, vão tornar o exame físico específico para a STC dependente do examinador, o que sem dúvida é expressão da má prática semiológica.

Além de um exame físico geral simples, observando qual a mão dominante, deve o médico perito iniciar com manobras musculoesqueléticas também simples de coluna cervical e de membros superiores, para causar uma desinibição e colaboração do periciando, até mesmo tirando o foco de atenção do punho e mão.

Alguns testes de motricidade e de sensibilidade superficial feitos bilateralmente, observando a distribuição dos dermátomos e dos metâmeros, serão de valia para a sequência propedêutica específica da STC.

Foram descritas mais de uma dezena de testes e manobras para a verificação da integridade funcional do nervo mediano, seja verificando alterações da sensibilidade no território desse nervo e da motricidade do adutor do polegar, seja por testes ditos provocativos, basicamente aqueles que induzem à compressão e isquemia do nervo na sua passagem por dentro do túnel carpeano.

Pela literatura, existe aproximadamente 85% de concordância entre a positividade de 3 testes clínicos mais frequentemente aplicados (Tinel, Phalen, Durkan) e a comprovação por eletroneuromiografia, ou seja, se esses três testes forem positivos, existe 85% de possibilidade que o exame elétrico também seja positivo ou indicativo da STC.

Conhecendo a anatomia da região e a fisiologia do nervo mediano, pode-se ir buscar na literatura os valores propedêuticos dos testes e manobras tais como: a de flexão e extensão forçada do punho, conhecido como teste de Phalen (1966); a percussão do trajeto do nervo mediano, conhecido como sinal de Tinel-Hoffmann; a compressão direta do nervo mediano, que é o teste de Durkhan; a palpação da eminência tenar; a pesquisa da sensibilidade superficial com monofilamento de Semmes-Weinstein; a aplicação de garrote no antebraço; o teste de força de abdução do polegar e tantos outros que, treinados intensamente pelo examinador, compilados em conjunto, fazem o convencimento do médico perito.

As revisões da literatura infelizmente muitas vezes mostram que a sensibilidade e a especificidade desses testes são altas nas mãos dos seus autores (ou inventores), decaindo com a aplicabilidade prática e avaliações subsequentes.

Esse é o caso do teste de compressão do antebraço por garrote pneumático de Gilliat (*tourniquet test,* 1953), citado e objetivamente contraindicado por Gellman (1986).

Nos casos de origem supostamente ocupacional, o resultado do exame clínico na vigência das atividades laborativas deverá ser mais positivo que após um período de repouso ou mesmo de afastamento de trabalho (Braun, 1989).

Em trabalho do Grupo Italiano de Estudo da Síndrome do Túnel do Carpo, Padua (2002) estudou a dissociação entre a gravidade das queixas referidas e os déficits funcionais observados pelo médico examinador, encontrando boa correspondência quanto ao estado funcional, porém pouca relação quanto aos sintomas, ou seja, com evidente valorização das queixas em relação aos achados de exame físico. Deve-se lembrar que essa avaliação foi feita em condições ideais, não periciais, que seriam ainda piores.

Essa valorização da sensibilidade, da especificidade, da praticidade, da reprodutibilidade e padronização de cada teste ou manobra deverá ser feita pelo médico perito que, exercitando-se repetidamente nessa semiotécnica, poderá formar opinião segura sobre a real existência da STC e de sua gravidade anatomofuncional.

Um alerta e conselho: use o martelinho para pesquisar o sinal de Tinel (e outros reflexos), pois essa instrumentalização dá mais seriedade semiológica que o simples percutir com o dedo.

Outros conselhos: o teste de Phalen manda esperar 60 segundos. Não acredite no formigamento imediato e não simplifique para 15 segundos. Pergunte o que sentiu e não se "formigou" nas pontas do indicador e médio. Faça a manobra de Phalen "disfarçada", ensinada pelo colega M. J. Tsuchiya, solicitando que o indivíduo, em pé, se apóie na mesa, inclinando o corpo para frente, com extensão dos punhos e o distraia com a palpação da coluna cervical e lombar por 1 minuto, e daí observando eventual queixa de formigamentos. Palpe a musculatura interóssea, a da comissura entre o polegar e o indicador, a massa muscular tênar, observe calosidades, resquícios de tinta, etc.

Exames complementares de diagnóstico

É motivo de preocupação mundial o exagero das solicitações de exames complementares subsidiários, muitas vezes sofisticados e usados sem critérios de avaliação de simples especificidade/sensibilidade.

O avanço tecnológico desses procedimentos de diagnóstico nem sempre se faz acompanhar de boas normas de escolha, de resolutividade, de custo/benefício, com apelos mercadológicos e modismos sem fundamento científico.

Acrescente-se a isso a própria dificuldade em estabelecer os chamados "padrões-ouro" de referência devido a situações multifatoriais da STC ou à própria evolução dos métodos e equipamentos.

Se para toda a medicina os achados laboratoriais, e em especial para a Neurologia e Ortopedia os meios de diagnóstico por imagem, fizeram aumentar os bons índices de acerto, no caso da STC tanto as dosagens laboratoriais como as imagens ainda deixam a desejar na verificação dessa afecção.

A literatura médica atual se mostra otimista quanto ao uso da ultrassonografia e da ressonância nuclear magnética, mas objetivamente esses métodos se mostram onerosos, de difícil acesso assistencial e ainda dependendo da rara excelência dos serviços.

Em nossa experiência, a ultrassonografia diagnóstica tem se mostrado absolutamente imprevisível, causando grandes problemas periciais, não só na STC como nas chamadas LER/DORT (lesões por esforços repetitivos/doenças osteomusculares relacionadas ao trabalho). É sempre bom lembrar que a ressonância magnética não mostra sintomas, seja na STC, seja em qualquer outra região do corpo.

A eletroneuromiografia (ENMG), mesmo sendo considerada por alguns autores como padrão-ouro, mostra vieses de execução e de confiabilidade, além das dificuldades de interpretação, avaliação da gravidade e evolução dos casos de STC, como visto na extensa revisão de 165 artigos de literatura feita pela *American Association of Eletrodiagnostic Medicine* (Jableck, 1993).

Alguns cuidados técnicos nas eletroneuromiografias podem ser consultados no Projeto Diretrizes, da Associação Médica Brasileira e do Conselho Federal de Medicina (2002), organizado pela Sociedade Brasileira de Medicina Física e Reabilitação e Sociedade Brasileira de Neurofisiologia Clínica.

O médico perito, ao avaliar e validar um resultado de exame eletroneuromiográfico, tem por obrigação conhecer a necessidade de padronização da temperatura ambiente do laboratório em 32°C; a obrigatória investigação de compressões nervosas múltiplas ou acima do canal do carpo, que irão também ocasionar retardos de condução nervosa; as polineuropatias não relatadas ou não investigadas; a interpretação da "cicatriz" eletroneuromiográfica pós-cirúrgica, permanecendo por mais de 1 ano depois da cirurgia e, se possível, manter contato direto com o colega fisiatra ou neurofisiologista para esclarecimentos científicos.

Pyun (2005) comprovou que o prolongamento do tempo de latência do nervo mediano através do túnel do carpo é achado frequente em adultos voluntários assintomáticos e não portadores de STC (normais), podendo levar a resultados falso-positivos.

Já Campos (2004) encontrou resultados discordantes entre as queixas de sintomas primários (parestesia, alterações sensitivas noturnas) e os achados eletrofisiológicos, contrapondo-se à literatura.

Como bem mostraram Bingham (1996) e depois Nathan (1998), acompanhando 942 mãos de trabalhadores por 11 anos, não existe correspondência entre as alterações iniciais da neurocondução e a sua evolução inexorável para a instalação da STC, ou seja, fazer-se uma triagem eletroneuromigráfica de candidatos a algum emprego não é uma medida eficaz.

Especial atenção deve ser dada à solicitação desordenada de exames complementares (incluindo a ENMG) apenas no intuito de se fazer diagnósticos diferenciais "por exclusão" quando estes resultados forem normais.

Mais uma vez, deve preponderar o bom senso pericial na solicitação de exames complementares, pois vale a máxima: *cuidado com o que (e como) procura, pois pode se espantar com o que acha.*

Critérios para diagnóstico

Devido ao grande número de trabalhos, com variada sistematização das pesquisas, com resultados não uniformes e muitas vezes conflitantes, mas principalmente pelo polimorfismo clínico e eletrofisiológico da STC, Rempel (1998), em um trabalho de consenso entre 12 equipes de pesquisadores da STC, estabeleceu critérios epidemiológicos básicos para diagnóstico:

— Não há um perfeito padrão-ouro, sendo o eletrodiagnóstico o mais acurado teste, porém apresentando resultados falsos positivos e negativos, bem documentados.

— A combinação de estudos de eletrodiagnóstico com os achados nos sintomas característicos permite o melhor diagnóstico da STC.

— Os achados de exame físico (sinais) são de pouco valor diagnóstico se a eletroneuromiografia e os sintomas característicos já são disponíveis.

— Na ausência de exame eletroneuromiográfico, a combinação de sintomas característicos e achados de exame físico (sinais) é de grande valor.

Resumidamente, a escala de importância para diagnóstico:

1º critério: combinação de sintomas e ENMG positiva.

2º critério: combinação de sintomas e sinais.

3º critério: presença simples de ENMG positiva.

4º critério: presença simples de sintomas *ou* de sinais.

Fica ao médico perito a incumbência de dar o adequado valor aos sintomas relatados pelo indivíduo que, como já visto, carece de inteira credibilidade. De mesma forma, tentar se cercar de técnicas de exame físico, de estatísticas de especificidade/sensibilidade dos testes e ainda observar a qualidade e resolutividade dos exames complementares para então firmar seu diagnóstico.

Diagnósticos diferenciais

Muitas afecções podem apresentar dor nos membros superiores, não sendo especificamente de origem neural, tais como as tendinites, bursites, entesites, fibromialgia, podendo porém ocorrer em associação frequente com a verdadeira STC e causando dificuldade diagnóstica pericial.

As dores no punho são desafiantes para o estabelecimento do diagnóstico e do tratamento, como afirmou Nagle (2000), listando 72 causas originárias dos ossos, articulações, tendões, pele, nervos e vasos, sejam elas traumáticas, tumorais, inflamatórias, infecciosas ou metabólicas, valorizando a história clínica, o exame físico, os testes especiais e os exames complementares.

As várias funções dos nervos periféricos; a complexidade de suas respostas a agressões físicas, químicas, metabólicas e hormonais; as suas variações anatômicas e diferenças entre os sexos; as suas relações com o sistema nervoso central e mesmo com o envelhecimento formam um vasto campo de diagnósticos diferenciais, entendendo-se isto como o conjunto de distintas doenças ou situações que apresentam sinais e sintomas semelhantes.

Sabe-se que a STC é a neuropatia compressiva mais frequente.

Basicamente, os diagnósticos diferenciais da STC são as afecções que atingem direta ou indiretamente o nervo mediano e seus componentes, sem, porém, fazer a compressão direta ou indireta, na região do retináculo flexor, pois esta é a verdadeira STC por definição.

Devem ser citados os diagnósticos diferenciais:

- radiculopatias cervicais (C5/C6);
- afecções do plexo braquial;
- síndrome do desfiladeiro torácico;
- síndrome do pronador redondo;
- síndrome do nervo interósseo anterior;
- polineuropatias, algumas ocupacionais ou tóxicas;
- *double crush syndrome* do mediano;
- neuropatia por hanseníase;
- *hand / arm vibration syndrome* que tanto pode ser considerada como diagnóstico diferencial, como concausa ou mesmo uma variante da STC em até 20% dos casos.
- síndrome da dor crônica regional, anteriormente chamada de síndrome da dor regional complexa (distrofia simpático-reflexa de Sudeck).

Não se esquecer que pela sua frequência e sinais simples, a STC facilmente se permite a simulações, se não totais, pelo menos de maior intensidade de queixas.

Concausas e os fatores de risco

Se as afecções dos diagnósticos diferenciais em geral podem ser oportunamente afastadas do diagnóstico de certeza, as concausas (predisponentes, desencadeantes, concomitantes, concorrentes, supervenientes, agravantes) ocasionam grandes dificuldades em ser separadas da real agressão ao nervo mediano.

Apesar da regra geral do raciocínio clínico de se fazer sempre que possível um diagnóstico único dentre os diagnósticos diferenciais, a concomitância de mais de uma concausa é frequente na prática clínica (obesidade e diabetes, por exemplo), aceitando-se a etiologia multifatorial da STC.

O termo concausa e suas subdivisões, discutido na literatura pericial (Brandimiller, 1996), traz dificuldades semânticas de interpretação e aplicação nos laudos, envolvendo também a susceptibilidade individual. Em parte, o termo fator de risco se sobrepõe à concausa, principalmente àquela dita desencadeante.

Especificamente, sendo a STC considerada multifatorial, deve o médico perito estar atento ao emprego desses termos, pois a falta de cuidado semântico poderá lhe trazer problemas processuais.

A agressão à funcionalidade do nervo mediano pode se expressar no início do problema, desencadeando a disfunção nervosa latente; pode estar próxima, dificultando a reação normal de defesa e adaptação do nervo; pode se sobrepor, potencializando a causa primária.

Ao médico examinador cabe a dificuldade de qualificar e quantificar essa possível interferência na evolução da STC, muitas vezes recorrendo empiricamente à experiência pessoal, ao reexame, aos exames complementares e raras vezes a métodos de regressão logística, em que cada concausa poderia ser melhor avaliada.

A existência de um fator de risco ou concausa, do ponto de vista pericial, não elimina a causa ocupacional eventual subjacente, podendo mesmo potencializá-la.

Nathan (1988) separou de modo didático os fatores de risco intrínsecos (85%) ou próprios do indivíduo e fatores extrínsecos (15%) ou ambientais, ocupacionais ou de lazer.

Existem também as concausas chamadas psicossociais, de difícil conceituação e avaliação, porém com crescentes referências na literatura médica (Nathan, 2002; Amick, 2004).

A importância pericial da qualificação e quantificação desses riscos e concausas é primordialmente de se constatar a responsabilidade ou não do trabalho/tarefa/função na gênese da STC e, da mesma forma, avaliar o resultado de uma cirurgia que, atuando apenas anatomicamente na liberação do nervo, pode não ser efetiva em corrigir outras causas não mecânicas, não compressivas.

Os fatores de risco não ocupacionais citados por Stevens (2001) são: menopausa recente; alto índice de massa corporal (obesidade); antecedente de histerectomia; artrite reumatóide; uso de hormônios femininos; antecedente de ooforectomia; diabetes; gravidez.

Solomon (1999) mostrou riscos de:

- 1,6 para o sexo feminino;
- 3,1 para artrite inflamatória;
- 1,7 para hipotireoidismo;
- 9,0 para hemodializados;
- 1,6 para usuários de corticóides;
- 1,8 para usuários de terapia de reposição hormonal.

Outras associações foram relatadas em pacientes com pseudogota; alta taxa de colesterol; polimialgia reumática; hipo e hipertireoidismo; acromegalia; variações anatômicas arteriais; estenose do canalcarpeano; sendo porém tais relatos de casos isolados de pouca validade epidemiológica.

Em nosso meio, Kouyumdjian (2000) mostrou correlação significante entre a STC e o índice de massa corporal (IMC), sendo que não houve risco adicional de maior gravidade da STC pelo aumento do IMC.

Merece cuidados a investigação da cronologia dos sintomas com possíveis gravidezes ou puerpérios que podem ter desencadeado a STC, pois pela morosidade da Justiça muitas vezes esse período ocorreu há alguns anos.

Segundo Weimer (2002), a STC é a afecção de nervo periférico mais frequente nas mulheres grávidas, sendo que mais de 60% delas podem apresentar queixas nas mãos, porém não existindo estudos neurofisiológicos extensivos.

O médico perito, conhecendo essas possibilidades de fatores interferenciais (riscos e concausas), através de sua anamnese e exame físico poderá chegar a conclusões fundamentadas, pouco subjetivas.

O estudo da concausalidade, seja pela sua complexidade, seja pela importância, merece um aprofundamento que foge aos propósitos deste livro.

Sobre o nexo causal

Esse termo expressa a relação de causa e efeito da agressão ao nervo mediano, muitas vezes supondo uma simplificação etiológica facilitadora de uma sentença judicial.

Quanto ao nexo causal ocupacional, assume grande valor pericial a história laborativa daquele que se queixa de STC, sendo que o próprio trabalhador refere de 34% a 79% de suas tarefas como desencadeantes dos sintomas (Rossignol, 1997).

Para estabelecimento de nexo causal ocupacional, acertadamente o Conselho Federal de Medicina emitiu a Resolução n. 1.488/98 que diz:

> Art. 2º Para o estabelecimento do nexo causal entre os transtornos de saúde e as atividades do trabalhador, além do exame clínico (físico e mental) e os exames complementares, quando necessários, deve o médico considerar:
>
> I — a história clínica e ocupacional, decisiva em qualquer diagnóstico e/ou investigação de nexo causal;
>
> II — o estudo do local de trabalho;
>
> III — o estudo da organização do trabalho;
>
> IV — os dados epidemiológicos;
>
> V — a literatura atualizada;
>
> VI — a ocorrência de quadro clínico ou subclínico em trabalhador exposto a condições agressivas;
>
> VII — a identificação de riscos físicos, químicos, biológicos, mecânicos, estressantes e outros;
>
> VIII — o depoimento e a experiência dos trabalhadores;
>
> IX — os conhecimentos e as práticas de outras disciplinas e de seus profissionais, sejam ou não da área da saúde.

Portanto, não se pode admitir pericialmente o estabelecimento de nexo causal sem a efetiva, extensiva e intensiva vistoria aos postos de trabalho, entrevistando indivíduos paradigmas, verificando tempo de emprego e turnos, observando ciclos de tarefas e funções, produtividade, pressões organizacionais, uso e tipo de ferramentas, empunhaduras, repetitividades, vibrações, peso das peças manuseadas, posturas dos punhos, esforços dinâmicos e estáticos com os dedos, pausas e rodízios. Nos casos complexos, gravações em vídeo podem ser feitas para posterior análise.

Apesar de se dar grande importância aos fatores ergonômicos como possíveis causadores da STC, o perito não pode deixar de observar outros fatores agressivos aos nervos periféricos presentes no local de trabalho, principalmente aqueles causadores de neuropatias por toxicidade.

É consenso na literatura (Kao, 2003) que, para fins de avaliação ergonômica de nexo da STC, deve-se observar a maior frequência de uso da mão/punho afetado (não necessariamente a mão dominante); os movimentos em posturas inadequadas ou forçadas; a repetitividade desses movimentos com frequência abaixo de 30 segundos e por mais de 50% do tempo total; a força despendida na ação de garra manual ou de pinça digital acima de 6 kg e a vibração imposta ao punho (média de 50 hertz), sendo portanto necessária a real quantificação desses fatores, atuando conjuntamente e não apenas isoladamente.

Quanto aos efeitos dos movimentos e posturas de pronação / supinação do antebraço; desvio ulnar/desvio radial do punho e flexão/extensão dos dedos na gênese da STC, Rempel (1998a) e Keir (1998) mostraram que obviamente a posição neutra é a que causa a menor pressão intracanalcarpiano.

Os trabalhos científicos mostrando as frequências em grupos ou classes específicas de trabalhadores não são uniformes no estabelecimento do nexo causal ocupacional (Nathan, 2002; Falkiner, 2002; Andersen, 2003), com força de associação estatística *(odds ratio)* podendo variar desde 1,7 a 34, sendo essas relações influenciadas pela precisão dos critérios de diagnóstico da STC, pelo grau de sofisticação da avaliação da exposição ao risco ocupacional e pela imensa variedade de funções, profissões ou tarefas executadas (Hales, 1996).

Também o fato de que novos casos, nos primeiros meses de emprego, ocasionam a mudança ou demissão daquelas funções, restando apenas os melhor adaptados, vão alterar significativamente os dados (*health worker effect*, Gell, 2005).

Segundo Nathan (2002), em trabalho envolvendo 471 trabalhadores em 4 tipos diferentes de indústrias, com 27 funções diversas, em seguimento por 11 anos, apenas o fator ocupacional ergonômico vibração pôde ser indicado como diretamente relacionado ao aparecimento da STC.

Em trabalho de Gell (2005), investigando a evolução de 501 trabalhadores de linha de produção e de escritório por 5,4 anos em 7 empresas diferentes, chegaram à conclusão de que havia apenas tendência ao aparecimento da STC nos indivíduos que exerciam tarefas com maior esforço manual, porém sem significância estatística. Já aqueles indivíduos que apresentavam de início predisposição a problemas musculoesqueléticos (tendinites) ou alterações eletrofisiológicas prévias, tinham tendência significativa para o aparecimento da STC.

Outras variáveis tais como sexo feminino, idade acima de 50 anos, tabagismo e massa corporal se mostraram positivamente relacionadas.

Os demais aspectos pesquisados não apresentaram evidências estatísticas significantes (repetitividade, esforço, digitação, distúrbios hormonais).

Em revisão de literatura feita por Vender (1995), estudando 254 artigos potencialmente interessantes para o estabelecimento da relação entre a STC e o trabalho, puderam validar apenas 9 deles, afirmando:

> "Sentimos que é razoável acreditar que o trabalho pode contribuir para sentimentos de desconforto. Entretanto, não é razoável ou possível admitir um trabalho absolutamente livre de algum sofrimento. Outras atividades físicas não são desprovidas de desconforto, como por exemplo, cuidar da casa, cuidar de crianças, atividades de lazer e de esportes e devem ser consideradas."

Bekkelund (2001) citou que 1 em cada 10 trabalhadores operados por STC continua afastado do trabalho após 30 meses, independentemente da causa da compressão ser relacionada ao trabalho ou não, podendo haver outros fatores econômicos, sociais e individuais que determinem esse afastamento do trabalho.

É de especial interesse a afirmação de Pickering (2004) de que não há relação entre o grupo ocupacional, idade, peso corporal e tabagismo com o espessamento tenossinovial do canal do carpo, possível causa da compressão extrínseca.

Posição firme desmistificando a relação direta entre queixas dolorosas de membros superiores e o trabalho apresentou Barton (1992), dizendo:

> "Pensamos que em apenas alguns casos a atividade de trabalho pode trazer sintomas da síndrome, mas na vasta maioria deles, não. Se o distúrbio já está presente, alguma tarefa pode exacerbá-lo."

Como disse Szabo (1995):

> "Se a incidência de até 10% de STC em certos locais de trabalho é considerada alarmante, por outro lado, isso mostra que 90% dos trabalhadores não estão afetados. Propomos considerar a interação entre fatores de risco intrínsecos do trabalhador (anatômicos, fisiológicos, comportamentais) com fatores extrínsecos diretamente relacionados ao trabalho (posição do punho/mão/dedos, força despendida, movimentação repetitiva, vibração)."

A posição do *National Institute for Occupational Safety and Health* (NIOSH, 1997) é de que existe forte evidência que a exposição intensa e de longa duração à combinação de fatores ocupacionais estudados aumenta o risco da STC.

O *Guide to the Evaluation of Disease and Injury Causation*, da *American Medical Association* (2008), baseado na qualidade de evidências da literatura médica, resume:

Riscos ocupacionais para a Síndrome do Canal do Carpo:

— Combinação de fatores repetitividade, força e postura: forte evidência.

— Trabalho com alta repetitividade: alguma evidência.

— Trabalho com esforço: alguma evidência.

— Trabalho com posturas forçadas: evidência insuficiente.

— Atividades com teclado: evidência insuficiente.

— Exposição a vibração sobre as mãos: alguma evidência.

— Ambiente frio: evidência insuficiente.

— Tempo de emprego: evidência insuficiente.

— Mão dominante: evidência insuficiente.

— Dimensões do punho ou do canal: alguma evidência.

Riscos não ocupacionais para a Síndrome do Canal do Carpo:

— Maior idade: forte evidência.

— Predominância feminina: forte insuficiente.

— Maior massa corpórea: forte evidência.

— Diabetes: forte evidência.

— Tabaco: evidência insuficiente.

— Fatores biopsicossociais: forte evidência, devendo ser estudados intensamente.

A STC como pertencente às LER/DORT

Em decorrência das afirmações acima, e pela importância que o termo LER/DORT (Lesões por Esforços Repetitivos/Doenças Osteomusculares Relacionadas ao Trabalho) assumiu nas lides periciais, vê-se o médico perito às voltas com uma sequência de condutas assistenciais e burocráticas feitas por profissionais nem sempre preocupados com as consequências de seus atos.

O termo LER/DORT implica de início em uma presunção etiológica muitas vezes rotulada pelo médico clínico ou cirurgião sem que a inferência etiológica seja adequadamente estabelecida.

Estes profissionais médicos assistenciais melhor fariam se preocupando em dar um diagnóstico anatômico ou topográfico, tentando documentá-lo com exames complementares, dando uma graduação do quadro clínico e, em seguida, fazendo o planejamento do tratamento, de acordo com a gravidade do caso, com suas preferências e experiências pessoais e com as opções do paciente.

Mesmo assim, essa sequência simplista deixa grandes lacunas que são de vital importância para o médico perito, ou seja, a falta de cuidados na averiguação adequada do nexo causal e no acompanhamento dos resultados do tratamento e do processo reabilitacional.

O Instituto Nacional de Seguro Social (INSS) em 1998 editou a Ordem de Serviço n. 606, específica sobre as normas técnicas a serem observadas nos distúrbios osteomusculares relacionados ao trabalho, fazendo referência sumária à STC como relacionada a

> "tarefas manuais repetitivas, principalmente se houver força ou desvio do carpo, quando os tendões hipertrofiados ou edemaciados comprimem o nervo mediano."

Tal norma se equivoca quando determina que a ENMG deva ser feita em posições de hiperflexão/hiperextensão, visto não haver padronização neurofisiológica para essas posições.

Como exemplo desconcertante, pela relevância e conotações históricas, devem ser citados os trabalhos referentes ao uso de computadores e digitação, no qual Stevens (2001) referiu a mesma incidência de STC entre digitadores e a população geral e Shafer-Crane (2005) referiu que os achados de edema do nervo mediano à ressonância magnética são frequentes em digitadores e ocorrem menos nos portadores de sintomas de STC.

Também nessa linha desmistificadora, Dias (2004) afirmou:

> "Este estudo sugere que trabalhar em ocupações repetitivas ou não repetitivas não causa, agrava ou acelera a síndrome do túnel do carpo"

De forma definitiva, Atroshi (2007), examinando 2100 pessoas entre 25 a 65 anos de idade, usuários de computadores, observou relação inversa entre a intensidade desse uso e a incidência da STC.

Sendo a atuação pericial um procedimento cronologicamente final, esse acúmulo ignorante e desordenado de diagnósticos, rótulos, nexos e condutas traz tumulto aos esclarecimentos, originando decepções, revoltas, inconformismo e agressividade entre as partes e o médico perito.

Tratamentos e resultados

As opções de tratamentos variam de incruentos a cirúrgicos, de simples repouso relativo (mudança de atividades) a imobilização noturna, fisioterapia, medicação anti-inflamatória, drogas neuroativas, vitamina B6, infiltrações com corticosteróides, cirurgias com amplas vias de liberação, as mini-incisões, as intervenções endoscópicas, as neurolises interfasciculares, além de variantes de técnicas, de vias de acesso e de reabilitação.

Esses fatores multiplicadores de dados, associados às concausas e diagnósticos diferenciais, trazem grande dificuldade em se fazer as análises comparativas de resultados de tratamento.

A multiplicidade de métodos e protocolos de avaliação, dando importâncias diferentes a parâmetros clínicos, funcionais e eletrofisiológicos, causa ainda maior dificuldade nessas avaliações.

Deve-se lembrar que, se por um lado os tratamentos incruentos são mais simples e mais aceitos pelos indivíduos, sua resposta positiva é menor e seu potencial de recidivas é maior que dos tratamentos cirúrgicos.

Um aspecto relevante na avaliação dos resultados de tratamento é o correto estadiamento (etapa de evolução) da STC: as afecções iniciais ou de causas transitórias (esforços eventuais, gravidez) devem ser tratadas conservadoramente, já que os tratamentos mais invasivos, quando desnecessários, poderão ser causa de litígio.

São necessários o correto diagnóstico pré-operatório, os esclarecimentos prévios ao paciente, a boa técnica cirúrgica, adequado processo de reabilitação imediato e tardio ocupacional, daí chegando-se a índices de até 99% de bons resultados (Atroshi, 2003).

Em nosso meio, Pereira (1993) obteve 92,3% de bons resultados com o tratamento cirúrgico e 39,7% com o tratamento conservador em seguimento de 66 casos em 18 meses de acompanhamento, com subdivisão em 6 grupos de acordo com a gravidade (sintomas, sinais e resultado eletroneurofisiológico).

É de especial interesse pericial a avaliação de resultados pós-operatórios da STC de origem ocupacional, citada por Herbert (2000), com a qual não concordamos:

- Adams (1994): apenas 41% de bons resultados após 3 anos.
- Higgs (1995): após 3 anos de cirurgia, 35% tiveram que mudar de função.
- Katz (1998): 23% afastados do trabalho 6 meses após a cirurgia.

Como citado por Kao (2003), a obra *Work place Guidelines for Disability Duration*, editada pelo Reed Group (1997), afirma que o tempo máximo de afastamento do trabalho (para tarefas pesadas) é de 63 dias para aqueles que não foram operados e 84 dias para os submetidos à cirurgia.

Amick (2004) enfatizou a importância de aspectos psicossociais nos resultados pós-operatórios de liberação da STC, preconizando avaliações organizacionais e ambientais do trabalho como medida preventiva e preditiva de retorno às funções.

Em trabalho prospectivo em larga escala, Turner (2004) identificou uma combinação de fatores de risco sociodemográficos, biomédicos, ocupacionais, administrativos/legais e psicossociais que podem predizer a evolução para a incapacidade laborativa crônica após a cirurgia, podendo essa avaliação ser aplicada precocemente ao afastamento do trabalho.

Avaliação da capacidade funcional e laborativa

A avaliação inicial da capacidade funcional e laborativa de uma pessoa portadora de STC vai influir diretamente na proposta de tratamento, no resultado desse tratamento e até nas possíveis sequelas que poderão desencadear a perícia médica.

Os protocolos de avaliação funcional pós-tratamento consideram aspectos ocupacionais e não ocupacionais tais como:

- persistência de sintomas;
- recidiva ou aparecimento de novos sintomas;
- necessidade de medicamentos;
- tempo de afastamento pós-operatório;
- necessidade de mudanças de tarefas e hábitos;
- perdas de produtividade e de emprego;
- satisfação do empregador;
- custos de tratamento;
- necessidade de pequenos afastamentos;
- alterações da atividade social e de lazer não diretamente ligada às mãos;
- incapacidade total para determinadas tarefas;
- aparecimento de quadros depressivos;
- desencadeamento de outras doenças latentes.

Esses dados evidentemente apresentam grandes variações de acordo com as características sociais, culturais e econômicas da população investigada.

Como visto no item referente à anamnese, quando pericial, fica essa avaliação muitas vezes comprometida pelas distorções inerentes a outros interesses.

Geralmente, para fins periciais, importa a fase de sequela, definitiva ou estabilizada da afecção e a capacidade laborativa residual do periciando.

Mais uma vez se torna necessário o cuidado investigativo sobre atividades paralelas de lazer ou ocupacionais informais, as informações sobre o sustento atual, gastos domésticos, benefícios previdenciários, indícios físicos de atividades (unhas, calosidades, musculatura).

Entre nós, Severo (2001) observou que indivíduos operados de STC que tinham cobertura de seguro previdenciário demoraram 10 vezes mais tempo para retornar ao trabalho do que aqueles sem seguro (autônomos).

Resultados semelhantes obteve Chaise (2001) entre trabalhadores autônomos, trabalhadores assalariados e trabalhadores funcionários públicos, com tempo médio de retorno ao trabalho de 17; 35 e 56 dias respectivamente.

Maus resultados, complicações e erro médico

Acima dos dados epidemiológicos de diagnóstico, de tratamento e de resultados na STC, está a satisfação do indivíduo, infelizmente subjetiva e numericamente imponderável.

Infelizmente e com frequência, os médicos que tratam cirurgicamente a STC não dão a devida importância a fatores pré-operatórios, tanto de saúde geral como de perfil psicossocial.

Os índices de maus resultados dos tratamentos clínicos ou incruentos da STC estão relacionados a: aderência ao tratamento; seguimento médico ambulatorial cuidadoso; medidas acessórias de orientação pós-operatória (ocupacionais, de lazer, dietas, medicações).

As cirurgias para tratamento da STC ocupam o 5º lugar em frequência nos Estados Unidos da América, com mais de 200.000 ao ano. Na Dinamarca, a frequência é de 0,6 cirurgia por 1.000 habitantes ao ano. Portanto, estatisticamente existe grande possibilidade de questionamentos e possíveis erros médicos.

No Brasil não há estatísticas extensas sobre essas cirurgias, porém percebe-se nos quadros de aviso dos centros cirúrgicos a grande frequência diária delas.

A literatura médica ainda não encontrou diferenças de resultados entre os procedimentos por via aberta e os por via endoscópica, porém ambos apresentam melhor evolução em médio prazo (1 ano) do que os tratamentos não cirúrgicos.

Os maus resultados ou complicações dos tratamentos cirúrgicos têm como causas principais:

- o erro de diagnóstico inicial;
- a má técnica cirúrgica, principalmente de vias de acesso;
- lesões diretas ao nervo mediano e seus ramos;
- liberação incompleta do retináculo flexor;
- as infecções pós-operatórias;
- o edema residual;
- as aderências cicatriciais do nervo;
- a distrofia simpaticorreflexa / síndrome da dor regional crônica (Zumiotti, 1996).

A diminuição de força de preensão dos dedos é referida com menor frequência e seria devida ao fenômeno de "corda de arco" pela abertura do retináculo (Brooks, 2003), em parte também causada mais pela perda da destreza manual do que propriamente da potência muscular.

É de especial interesse pericial a persistência ou até aumento do sinal de Tinel nos pós-operatórios, devido à abertura e relativa superficialização do nervo mediano.

A persistência de sinais e sintomas está claramente relacionada à cronicidade da afecção, muito mais do que à gravidade da queixa inicial.

Também a avaliação pericial pós-cirúrgica por eletroneuromiografia deve considerar a persistência da cicatriz eletrofisiológica já referida anteriormente.

Quanto ao chamado erro médico, afastadas as causas de complicações acima descritas, é frequentemente consequência de uma falha da documentação médica, com prontuários sem data, sem assinatura e carimbo, sem descrição detalhada de sinais e sintomas pré-operatórios, sem descrição de incapacidades e queixas objetivas; ausência de exames complementares do diagnóstico principal e dos diagnósticos diferenciais; falta de descrição cirúrgica, sem evolução pós-operatória ambulatorial ou de reabilitação; falta da adequada avaliação da possibilidade de litígio naquele dado caso e, finalmente, de precário relacionamento médico-paciente.

Savornin (2004) ressaltou os cuidados médicos a serem tomados na etapa do diagnóstico, na pré-terapêutica, na intraoperatória e na pós-operatória, afirmando:

> "Nós temos insistido em particular sobre a informação a ser dada ao paciente, referente à patologia, a escolha da terapêutica, as alternativas, o prognóstico, os resultados esperados, sem se esquecer da evolução na ausência de tratamento."

Ainda quanto à avaliação pericial de possível erro médico, embora mais raras, pode haver queixas quanto às sequelas estéticas pós-cirúrgicas, cicatrizes queloideanas, geralmente de pequeno porte, bem como outras queixas de altos custos de tratamento, riscos anestésicos e danos morais, tendo o médico perito condições de esclarecimento judicial.

Vê-se, portanto, que não somente o erro de técnica cirúrgica tipifica o erro médico.

Deve o médico perito reavaliar periodicamente seus laudos, verificando se suas conclusões coincidem com a literatura médica atual, lembrando que o diagnóstico pericial da afecção STC não é dicotômico simples, positivo ou negativo, mas envolve gradações e evoluções.

Para o sucesso da colheita ética de informações através da história clínica e do exame físico, cremos que sejam necessários cuidados de postura, de hierarquia, de linguagem e uma boa dose de experiência pessoal do médico perito.

Tais cuidados propedêuticos deverão ser bem documentados e corroborados com exames complementares solicitados de forma objetiva, crítica e cientificamente avaliados, evitando-se transferir a responsabilidade diagnóstica para outrem que pouco se inteirou de todo o problema médico e que não está compromissado com a Justiça.

Não deve o médico perito abrir mão de sua convicção sobre tais documentos e exames, justificando e expressando no laudo sua credibilidade, principalmente quanto às eletroneuromiografias, atualmente atravessando período conturbado de métodos e interpretações.

Pode e deve indicar e monitorar a execução de tais exames.

Deverá evitar o diagnóstico pré-concebido ou imediatista, mantendo-se alerta e aberto até o final de suas conclusões para os possíveis diagnósticos diferenciais, as concausas, os fatores complicantes e de risco, os nexos causais, a credibilidade documental.

Saberá avaliar a realidade da assistência médica dispensada ao queixoso, as limitações científicas e profissionais dos colegas médicos e as possibilidades de complicações e falhas de tratamento.

A atuação profissional peculiar coloca o médico, quando investido de funções periciais, em situação simultânea de confronto e de esclarecimento entre as partes que, usando das conclusões médicas, tentarão convencer o julgador quanto às suas pretensões e ganhos secundários à causa.

Não cabe ao médico perito, por maior formação humanística que tenha e por respeito profissional ao examinando, exercer atitudes paternalistas, assistencialistas ou subjetivas quando da elaboração de seu laudo, devendo lembrar que uma perícia médica bem feita também tem seu importante papel social, no auxílio da Justiça.

Somente uma atuação profissional ética, científica, investigativa, auto-avaliadora, independente, imparcial, não assistencialista, sem preconceitos, altaneira porém respeitosa com as autoridades, adequadamente remunerada, poderá dar a tranquilidade do dever cumprido.

Concluindo que estas observações, ditadas pela literatura e pela experiência pessoal no trato pericial dos casos de síndrome do túnel do carpo, sejam alertas úteis e práticos aos colegas médicos peritos, pois as situações descritas podem envolver de forma tumultuada o médico perito, seu trabalho e seu futuro, levando-o ao descrédito junto ao Judiciário ou mesmo seu indiciamento.

CISTO ("SINOVIAL") DO PUNHO (CID M-67-4)

O chamado cisto sinovial do punho (*ganglion*) é a massa ou aumento de volume mais frequente na mão e punho e é frequentemente citado como causador de queixa dolorosa, facilmente associado a fatos ou condições desencadeantes, verdadeiras ou hipotéticas, gerando dúvidas e atritos nas perícias médicas, principalmente naquelas de cunho trabalhista.

Mesmo entre ortopedistas e cirurgiões da mão, as opiniões sobre tal afecção são discordantes, antagônicas, distorcidas por condutas diferentes, baseadas muito mais em experiências pessoais do que em pesquisas bem sistematizadas.

Incidência e evolução

A incidência desses cistos pode ser resumida da literatura médica mundial (não pericial):

- 50/100.000 indivíduos por ano, mais predominante em mulheres (3:1) e na faixa etária de 20 a 50 anos.
- Por ser frequentemente assintomático, não demanda procura espontânea de tratamento, dificultando a avaliação da real incidência populacional.
- 10% dos portadores de cistos de punho referem algum evento traumático agudo significativo desencadeante ou causador.
- 4% apenas relacionam com "esforços repetitivos".
- 56% ocorrem na mão dominante, o que já exprime a bilateralidade, dissociada de esforços.
- 25% ocorrem em crianças abaixo de 12 anos, sem importantes queixas dolorosas e com grande porcentual de resolução espontânea (80% em 2 anos, sem qualquer tratamento).
- 60% ocorrem na face dorsal do punho e 40% na ventral, sendo com apenas 10% nas duas faces ou multilobulados.
- 70% dos indivíduos não referem dor, mas apenas "desconforto".
- 30% apresentam apenas queixa estética.

• 28% apresentam a queixa de temor de "malignização".

• 25% dos pacientes continuam a reclamar de dores no punho após a retirada cirúrgica completa e mesmo não recidivada do cisto e com evolução sem outras complicações tais como infecções, deiscências ou cicatrizes hipertróficas, demonstrando assim a grande porcentagem de dores no punho não diretamente associadas ao cisto e, portanto, erradamente diagnosticadas e tratadas.

• 15 dias é o tempo médio de afastamento do trabalho manual nos casos operados, sem complicações, podendo ser tempo menor para atividades compatíveis ou adaptadas.

• Não há relatos científicos de malignização desses cistos, pois mesmo o sarcoma sinovial, muito raro, não tem as características clínicas e morfológicas desses cistos.

• Não há necessidade de exame anatomopatológico pós-operatório desses cistos.

Segundo o excelente trabalho de Barnes (1964) em uma série de 257 cistos vistos em 11 anos em uma área de indústrias pesadas,

• 80% dos indivíduos se queixaram apenas de uma massa ou tumor, sem outros sintomas;

• 18% se queixaram de dores eventuais aos esforços,

• 1% se queixou de fraqueza ou perda da destreza na mão,

• 0,5% referiram alterações sensitivas.

Nesse mesmo artigo científico, os autores afirmam quanto à incidência nas diversas ocupações dos portadores de cistos:

• 10% em crianças e adolescentes,

• 21% em donas de casa,

• 32,5% em funcionários de escritório,

• 31% em trabalhadores de linha de produção.

História clínica e exame físico

Através de uma anamnese cuidadosa, acompanhada por um exame físico "com precisão de relojoeiro", pode-se perceber que a dor alegada é de pouca intensidade, não incapacitante para as atividades de vida diária, difusa ou de local indefinido, não propriamente do ou no cisto.

Caso assim não seja, já se pode indicar algum diagnóstico diferencial ou mesmo a sede de outras afecções desencadeantes.

Essa massa é facilmente palpável, subcutânea, frequentemente com consistência dura, semelhante a uma eminência óssea, mas que, ao se colocar o punho em posição de relaxamento (dorsal ou ventral), pode-se perceber que há pequenas aderências profundas, não ósseas, não pulsáteis, sem sinais inflamatórios externos, sem alterações de temperatura ou de coloração, sem aderências à pele, com tamanho médio variando de 1 a 3 centímetros.

A alegável dor ou desconforto não é significativa à manipulação cuidadosa bidigital.

A movimentação articular ativa não é dolorosa, apenas apresentando dor difusa nos extremos da amplitude dos movimentos ou ao apoio do corpo sobre a mão, com o punho estendido.

Especial cuidado deve ter o perito em não confundir tal situação com os testes e resultados de pesquisa semiológica da síndrome do canal do carpo, a qual apresenta evidentes características vistas em outro capítulo.

Sem dúvida, impõe-se o exame de outras articulações tais como o punho contralateral, da fossa poplítea (para cistos de Baker) e do dorso dos pés, também sede frequente de cistos.

A transiluminação é frequentemente citada na literatura como método ou teste semiológico, porém pouco acrescenta à história e palpação bem feitas.

Pela localização preferencial citada abaixo, deve-se proceder aos testes simples de estabilidade dos ossos do carpo, em especial o teste de manipulação carpal de Watson.

Anatomia e histologia

Anatomicamente, os *cistos dorsais* do punho se encontram preferencialmente na região do ligamento escafo-semilunar, podendo também se encontrar na região da tabaqueira anatômica sobre o escafóide.

Quanto aos *cistos ventrais*, encontram-se na região da articulação radiocárpica, próximo da artéria radial.

O líquido de seu interior, de aparência clara, límpida e viscosa, quase gelatinosa, é muito mais denso que o líquido sinovial, com alta concentração de ácido hialurônico e mucopolissacarídeos.

Até quando a presença do líquido é causa ou consequência da formação do cisto, ainda é motivo de estudo e controvérsias.

O estudado "sistema valvular unidirecional" da base do cisto (Andren, 1971), que seria o causador do aumento de volume desse cisto, é atualmente posto em dúvida e não deve ser "perseguido" durante os procedimentos cirúrgicos (ligaduras do pedículo).

Pela histopatologia sabe-se que, de fato, esses cistos não são originários de células da membrana sinovial normalmente existente nas articulações, mas sim de células mucóides de origem degenerativa mesenquimatosa (degeneração mixóide) e que aquela "cápsula", bem vista nas cirurgias, nada mais é do que um envoltório fibroso e não uma verdadeira cápsula sinovial no sentido histológico do termo.

Não há sinais de processo inflamatório tanto na "cápsula" como no líquido interno.

Deveriam, portanto, ser chamados de cistos mucóides e não sinoviais.

Exames complementares para auxílio diagnóstico

O exame radiográfico não tem valor para o diagnóstico do cisto, mas pode prestar algum auxílio na suspeita de outro diagnóstico diferencial (artrites, traumas antigos, sequelas de fraturas, cistos intraósseos) ou mesmo para simples documentação pericial, devendo, porém ser feito também contralateral (punho direito/punho esquerdo).

Com o advento de novos métodos de imagem (ultrassom e ressonância magnética), começaram a aparecer com frequência os diagnósticos de "cistos sinoviais ocultos e/ou intraósseos" em pessoas com queixas de dores no punho, porém a literatura médica ainda não mostra a frequência desses cistos em pessoas assintomáticas, frequência essa necessária para o esclarecimento de causa e efeito desses cistos ocultos.

São chamados de cistos ocultos aqueles que, seja pelo pequeno tamanho ou pela difícil localização, não são externamente palpáveis.

São chamados de cistos intraósseos aqueles que parecem ser uma falha ou uma "bolha" dentro da medular de algum osso do carpo e que, ao exame histológico, podem apresentar as mesmas características císticas, não devendo ser confundidos com osteomasosteóides, defeitos fibrosos ou cistos pós-infecciosos de Brodie. Segundo Thornburg (1999), esses cistos intraósseos só devem ser operados após extensa e intensa investigação diagnóstica e somente aqueles que apresentarem evolução dolorosa desfavorável após 6 meses de conduta expectante.

Segundo o estudo de Lowden (2005), de 103 pessoas voluntárias assintomáticas, evidenciaram-se imagens de cistos de punho ocultos em 51% dos casos, sendo 70% de cistos na face ventral e com tamanho médio de 8 x 3 mm.

O que se vê com frequência nesses exames é a presença de múltiplos pequenos cistos, muitas vezes bilaterais (punho direito / punho esquerdo) e nas duas faces do punho, vindo daí a explicação degenerativa e também das recidivas, pois ao se retirar aquele maior, outros menores poderão se desenvolver.

Tratamentos

Os métodos de tratamento variam desde a não intervenção (porém com esclarecimentos ao paciente), as punções simples, as infiltrações com anestésico e corticóide e a ressecção cuidadosa, com variados e desanimadores índices de recidiva.

Por motivos óbvios não se faz mais o procedimento intempestivo de "explosão" do cisto por pancada local, citada anedoticamente na literatura.

Pode ocorrer recidiva pós-cirúrgica em 30% dos cistos do dorso do punho e 40% nos da face ventral e mesmo as reoperações podem apresentar até 15% de recidivas.

Nos tratamentos não cirúrgicos feitos através de punção aspirativa e / ou infiltrações, essa recorrência ou recidiva é de 70% quando feita apenas 1 aspiração, 30% com 3 aspirações e 20% com aspiração mais infiltração com corticóide.

Pelas possíveis complicações da cartilagem articular, não mais se indica a injeção de substâncias esclerosantes.

Assim, é perfeitamente aceitável a afirmação de Dias (2008) que, avaliando 236 pacientes em tempo médio de 70 meses, de que tanto a conduta expectante (sem qualquer tratamento), tratamento por aspirações ou por cirurgia, não mostraram diferenças de benefícios, segundo a opinião dos próprios pacientes, e que, após 5 anos, 85% estavam satisfeitos pelos resultados obtidos, independente da conduta tomada.

Complicações de tratamentos

De algum interesse pericial é o conhecimento de possíveis complicações ou de causas de insucesso desses tratamentos, pois podem ser a origem das queixas processuais que demandarão uma perícia médica.

Como complicações dos tratamentos desses cistos, devem-se primeiramente destacar a consequência da falta de esclarecimentos prévios ao paciente, quanto a riscos e benefícios da opção de tratamento escolhida (Thornburg, 1999), gerando expectativas e frustrações.

Se a queixa principal for estética, apenas estaremos trocando um nódulo com uma cicatriz, muitas vezes hipertrófica ou queloideana.

Se a queixa for pela dor, como escrito acima, há que se verificar melhor essa relação de causa e efeito, pois são raríssimas as complicações dolorosas persistentes decorrentes dos cistos não tratados e muito mais frequentes naqueles operados.

As infiltrações com corticóide podem ocasionar manchas hipocrômicas da pele, também relacionadas à queixa estética.

As lesões iatrogênicas são em sua maioria causadas pela negligência do cirurgião que afoitamente extirpa o cisto e também outras estruturas circundantes, crendo estar fazendo uma "sinovectomia", quando, de fato, está lesando o ligamento escafo-semilunar e levando a uma instabilidade óssea secundária.

Esta não é uma simples cirurgia para residentes iniciantes e mal assessorados, sem instrumental ou anestesia adequados.

Além das temíveis "infecções hospitalares", não se pode esquecer a possibilidade de instalação de outro terrível problema: a síndrome da dor complexa regional, vista em outro capítulo.

Diagnósticos diferenciais:

O Perito deve ter presentes os diagnósticos diferenciais, tais como as nodulações rígidas e dolorosas decorrentes da artrite reumatóide e da artrose da base do primeiro metacárpico (rizartrose), facilmente identificáveis pelo histórico e pelas outras deformidades associadas.

Também as tenossinovites da região do punho apresentam um formato ou área de dolorimento linear, como na doença de DeQuervain, acompanhando o trajeto do tendão afetado e sensíveis à movimentação específica desse tendão, assim sendo facilmente identificáveis e não confundidas com os cistos.

A presença de exostoses ou bossas ósseas pode trazer alguma dificuldade à palpação diferencial menos cuidadosa, porém não chegando a necessitar de esclarecimento radiológico.

Deve-se citar, apesar de raros, os aneurismas da artéria radial ou venoso, corpos ou ventres musculares anômalos, e não se esquecer da possível presença de granulomas de corpo estranho, lipomas ou de neuromas pós-traumáticos, com sintomatologia típica e muito diversa da dos cistos.

Também em raras vezes, pode o próprio cisto ser a causa da compressão de nervos causando sintomas semelhantes à síndrome do canal do carpo (nervo mediano) ou do canal de Guyon (nervo ulnar), do ramo cutâneo do radial ou ainda do nervo interósseo posterior, além de serem também de origem cística uma porcentagem dos estreitamentos causadores dos "dedos em gatilho", visto em outro capítulo.

Quanto ao nexo ocupacional

Infelizmente, a inclusão do cisto sinovial no *Manual de Procedimentos para Serviços de Saúde — Doenças Relacionadas ao Trabalho*, do Ministério da Saúde do Brasil, publicado em 2001 traz, de forma incompleta e confusa, a associação dessa afecção com outras de maior e melhor relação ocupacional ou ergonômica (bursites e tendinites), fazendo crer que esteja definitivamente estabelecido tal nexo laboral, o que não é verdade.

Nesse Manual, a citação da Norma Técnica Sobre Distúrbios Osteomusculares Relacionados ao Trabalho (606/1998) em nada abona tal estabelecimento de nexo, pois essa Norma Técnica também se mostra dúbia e pouco esclarecedora, com expressões tais como "...podendo ter o seu aparecimento favorecido por trabalhos manuais que exijam força."; "...nem sempre são ocupacionais e / ou incapacitantes."; "Cabe ao perito discernir sua origem."

Curiosamente, a citação frequente do trabalho de Angelides e Wallace (1976), como indicador do nexo causal ocupacional do cisto de punho, não traz estudo estatisticamente válido para estabelecer tal nexo, mas apenas afirma a opinião pessoal desses autores.

Acertadamente, Pardini (1998) reafirma que: "não existe qualquer correlação com a ocupação do paciente" e propõe o tratamento conservador, com apenas observações periódicas, orientações e medicação sintomática, com um total de 87,64% de bons resultados, reservando-se o tratamento cirúrgico para os casos de cistos gigantes, muito dolorosos e associados à limitação importante de amplitude de movimentos.

Também de forma conclusiva o importante livro da *American Medical Association: Guides to the Evaluation of Disease and Injury Causation* (2008), que mostra a relação causal entre uma dada doença e os fatores predisponentes e/ ou desencadeantes, afirma que os riscos ocupacionais propostos tais como: posturas desconfortáveis, trabalhos com esforço, atividades com teclado de computação, vibrações, repetitividade, frio ambiente, mão dominante, têm evidencias insuficientes para caracterização de risco.

Afirma também que os riscos não ocupacionais tais como: maior idade, maior índice de massa corpórea, sexo feminino, fatores biopsicossociais e diabetes têm evidências também insuficientes. Nesse livro, portanto, não se caracteriza algum fator ocupacional ou não de risco para os cistos de punho.

Excetuando-se aqueles casos de comprovado trauma agudo de punho, causador de uma evidente instabilidade cápsulo-ligamentar carpal ou sequelas de fraturas prévias bem documentadas, é simplesmente temeroso e incorreto se estabelecer nexo ocupacional para essa afecção.

Citando novamente Barnes (1964):

> "Mesmo aqueles pacientes que atribuíram o aparecimento de seu cisto a movimentos repetitivos, raramente desenvolveram novos cistos após a remoção do (cisto) original, embora tenham permanecido na mesma linha de trabalho."

Resumindo: este capítulo mostra a frequência de uma afecção comum, benigna, de boa evolução mesmo sem a intervenção do médico, não havendo respaldo científico epidemiológico para caracterização de nexo causal ocupacional e nem de incapacidade laborativa decorrente e inexorável, mas sim de consequências desastrosas pelo mau atendimento, diagnóstico precário, indicação e realização cirúrgica precipitada e descuidada ou ainda de intenções escusas de pleitos.

FIBROMATOSE PALMAR DE DUPUYTREN (CID M-72-0)

Essa afecção, descrita cientificamente pela primeira vez por Felix Platter em 1614, somente em 1831 foi adequadamente relacionada ao enrijecimento da fáscia palmar das mãos e erradamente relacionada a traumas de mão pelo Barão Guillaume de Dupuytren, causando desde então controvérsias quanto às suas origens e, posteriormente, quanto ao melhor tratamento e às sequelas funcionais.

Consequentemente, também traz problemas interpretativos e de esclarecimentos para os médicos peritos.

Incidência

Essa doença (DD) afeta predominantemente pessoas do sexo masculino na proporção de 6:1, podendo ser bilateral em 60% dos homens e 40% das mulheres, porém sem predileção pela mão dominante e geralmente com assimetria de acometimento.

Aceita-se tal frequência (prevalência) como de 5% nos homens brancos de idade até 40 anos, subindo para 35% aos 65 anos, com incidência de 3,4 casos novos por ano a cada 100.000 habitantes (Khan, 2004).

O termo diátese de Dupuytren (Shaw, 2007) expressa o quadro clínico dos indivíduos que possuem forte predisposição à instalação da doença, seja pelas manifestações mais precoces (abaixo de 40 anos), seja pela rápida evolução (poucos meses) ou ainda pela gravidade das lesões, pela bilateralidade e histórico familiar e por focos de fibromatose fora das mãos (moléstia de Ledderhose da fáscia plantar e de Peironie da fáscia peniana).

Fazem parte desse quadro clínico mais intenso os nódulos intefalangeanos proximais do dorso (não só da palma) dos dedos, conhecidos como nódulos de Garrot.

A presença dessa diátese indica pior prognóstico, maior índice de recidivas pós-cirúrgicas, maior índice de complicações e, portanto, pior evolução, demandando maiores cuidados médicos periciais.

Essa situação deve ser pesquisada, esclarecida e enfatizada pelo médico perito.

Existe grande incidência da doença em populações do norte da Europa, tendo motivado o termo parcialmente incorreto de "doença dos vikings", mesmo se sabendo da ocorrência rara no Japão, Taiwan e Índia, porém com quadro clínico mais leve.

É considerada rara nas populações indígenas americanas e nas populações negras africanas.

A predisposição genética

Atualmente, os fatores genéticos são os únicos plenamente aceitos como causadores da doença de Dupuytren.

Estudos recentes, motivados pela incidência populacional acima descrita, indicam fatores genéticos específicos autossômicos dominantes de penetrância variável, produtores de colágeno anormal, bem como alterações dos mecanismos de regulação das colagenases e outras enzimas (metaloproteases, fatores de crescimento), sendo os cromossomos 6, 11 e 16 as sedes dos genes atualmente relacionados à doença (Al-Qattan, 2006).

Sabe-se que, havendo esses pressupostos genéticos, a isquemia tecidual contínua, causada por alterações tais como a microangiopatia diabética ou o tabagismo, irá produzir radicais livres, induzindo à formação exagerada e localizada de miofibroblastos, os quais produzirão colágeno de tipos anormais.

Esses estudos genéticos futuramente servirão para rastreamento, avaliações de evolução e indicações de tratamentos, além de darem subsídios periciais de esclarecimento (Thurston, 2003).

Antecedentes importantes e condições associadas

Os chamados fatores externos mais citados que podem influenciar no aparecimento ou na evolução da DD são: o consumo de álcool, o tabagismo, a diabetes, a epilepsia e traumas importantes.

Álcool e tabaco: a pesquisa de Burge (1997) em 222 indivíduos operados, comparados com população com idade e sexo semelhante sem DD, mostrou que nos portadores da doença havia 50% de fumantes e 41% de consumidores de bebidas alcoólicas e na população sem DD esses índices eram de apenas 10% e 8% respectivamente. A presença de insuficiência hepática (cirrose alcoólica) é fator agravante, subindo a cifra para 66%.

Também mostrou que esses antecedentes ou fatores externos são independentes entre si, ou seja, não há efeito multiplicador, mas apenas cumulativo, apesar de que se sabe que os tabagistas intensos são propensos também ao uso abusivo de álcool.

Esse autor faz a suposição de alterações da microcirculação como causa desencadeante ou agravante da doença, assim como a diabetes.

De mesma forma, Godtfredsen (2004), fazendo um levantamento populacional de grande porte (7.254 habitantes de Copenhagen), observou a presença de 11% com a doença, com 3 vezes mais homens que mulheres, sendo que os fumantes e consumidores de álcool intensivos tinham 2 vezes maior incidência, havendo uma nítida correlação com as quantidades consumidas.

Diabetes: os portadores de diabetes tipo I ou tipo II apresentam 4 vezes mais doença de Dupuytren que os não diabéticos, podendo se considerar que a chamada "mão diabética" e suas alterações vasculares, nervosas e do tecido conjuntivo, fazem parte de um mesmo substrato e, portanto, devem ser adequadamente valorizadas pelo médico perito como concausa.

Surpreendentemente, a evolução da fibromatose em diabéticos não é pior que nos não diabéticos, atingindo mais o lado radial da mão, ocasionando poucas contraturas e necessitando de menos cirurgias, independente do controle glicêmico (Noble, 1984; Chammas, 1995).

Epilepsia: a frequência nos indivíduos portadores de epilepsia pode chegar a 57% de fibromatose palmar, com 70% de bilateralidade. Não há comprovação da ação direta dos anticonvulsivantes como fator desencadeante ou agravante, porém se observou maior frequência naqueles que usam fenobarbital (Gardenal) há longo tempo (Critchley, 1976).

Traumas: o histórico de traumas com evidências objetivas importantes nas mãos, fraturas, queimaduras, picadas peçonhentas e mesmo pequenas cirurgias são citados como desencadeantes de lesões fibromatosas da doença, ou seja, após aquele evento traumático, aquelas mãos anteriormente assintomáticas — porém em indivíduos geneticamente predispostos — apresentaram os sinais da doença.

Não se deve confundir esses fatos evidentemente traumáticos com microtraumas de repetição ou esforços de trabalho, a serem discutidos adiante.

Traumas com hiperextensão de estruturas já contraturadas podem causar micro-rupturas, assim como o edema e outras alterações vasomotoras pós-traumáticas e desencadear o processo exacerbado de cicatrização.

Os critérios para se estabelecer essa relação de desencadeamento entre um trauma evidente e o aparecimento da contratura são:

- haver uma relação cronológica compatível, com período de até 1 ano após o trauma inicial;

• ocorrrer em uma localização compatível, no mesmo membro do trauma, com comprovação através de cicatrizes antigas ou radiografias ou outros documentos;

• haver ausência de sinais de diátese de Dupuytren (Elliot, 2005).

Esse trabalho de Elliot mostra a ocorrência de 52 casos de DD que surgiram após um trauma agudo, infecção ou cirurgia eletiva na mesma mão, punho ou antebraço e mais 333 casos colhidos na literatura médica. O período médio de aparecimento da doença foi de 5 meses após o evento desencadeante.

Segundo Hart (2004), não seria a agressão do trauma em si a causadora do desencadeamento, mas sim o edema decorrente, a imobilização para tratamento e o próprio processo de cicatrização exacerbado por fatores genéticos predisponentes.

Os antecedentes de outros "reumatismos" em locais diversos do corpo, de casos semelhantes frequentes na família a positividade para o HIV (36%), devem ser adequadamente investigados pelo perito médico, além dos antecedentes ocupacionais como veremos adiante.

Esses fatores ou antecedentes, se não são causais ou concausais, pelo menos expressam a possibilidade de pior evolução e prognóstico.

Vibrações: esse é considerado o único fator ocupacional importante no desencadeamento ou agravamento da doença de DD (Liss, 1996).

A exposição das mãos a equipamentos produtores de vibrações intensas e contínuas (motosserras, britadeiras, marteletes, compactadores, por exemplo) deve ser bem avaliada pelo médico perito quanto à frequência (tempo de uso), à intensidade das vibrações, qualidade e estado de conservação da ferramenta, uso de luvas, pausas, material a ser trabalhado, tipo de empunhadura, mecanismo de acionamento (gatilho), treinamento específico, adequações individuais, bem como a presença de arteriopatias isquêmicas periféricas (fenômeno de Raynaud) ou mesmo neuropatias.

A complexidade ergonômica e a relação com as variadas queixas das mãos faz com que o estudo médico pericial das vibrações deva ser incrementado e aprofundado, e não apenas constatado o uso de algum equipamento vibratório (lixadeiras, esmeris, parafusadeiras, torquímetros) como causa da doença de Dupuytren.

Para maiores detalhes sobre os efeitos das vibrações nas mãos, deve-se consultar o compêndio editado periodicamente pela NIOSH: *Criteria for a Recommended Standard of Occupational Exposure to Hand-Arm Vibration.*

O *Guide to the Evaluation of Disease and Injury Causation*, da *American Medical Association* (2008), baseado na qualidade de evidências da literatura médica, resume:

Riscos ocupacionais para a doença de Dupuytren:

— Trabalho com alta repetitividade: evidência insuficiente.

— Trabalho com esforço: evidência insuficiente.

— Trabalho com posturas forçadas: evidência insuficiente.

— Atividades com teclado: evidência insuficiente.

— Ambiente frio: evidência insuficiente.

— Tempo de emprego: evidência insuficiente.

— Mão dominante: evidência insuficiente.

— Combinação de fatores repetitividade, força e postura: evidência insuficiente.

— Exposição a vibração sobre as mãos: forte evidência.

Riscos não ocupacionais para a doença de Dupuytren:

— Maior idade: moderada evidência.

— Predominância masculina: evidência insuficiente.

— Maior massa corpórea: evidência insuficiente.

— Fatores biopsicossociais: evidência insuficiente.

— Diabetes: forte evidência.

— Fatores genéticos: forte evidência.

Quadro clínico

A doença de Dupuytren não apresenta grande desafio para diagnóstico, desde que se pense nela.

A bilateralidade (mão direita/mão esquerda) é predominantemente assimétrica e não segue a dominância de uso (destro/canhoto).

Tem como características clínicas principais ter um início lento, muitas vezes não identificado com precisão pelo indivíduo portador e assim causando dificuldade pericial para se estabelecer o importante critério de Bradford Hill da cronologia, ou seja, que a causa deve vir sempre antes da consequência (ou doença).

Esse início lento e não doloroso pode causar atraso de diagnóstico de até vários anos ou mesmo diagnósticos incorretos de "tendinites, "reumatismos", "artrites" ou de "dedo em gatilho".

Apenas 10% dos indivíduos têm esse diagnóstico correto na consulta médica inicial de sua queixa da mão, seja essa queixa por estética ou por diminuição da funcionalidade (aperto de mão, vestir luva, passar creme no rosto).

A sequência de comprometimento das estruturas anatômicas segue um padrão anatômico, porém não um padrão de evolução no tempo, atingindo primeiramente a fáscia palmar central, com o surgimento de nódulos e depressões subcutâneas (*skin pits*) aderentes à pele e depois progredindo como cordões rígidos que se irradiam em direção aos dedos: primeiramente o 4º dedo, depois o 5º, 3º, 2º e, finalmente, o polegar.

Os nódulos de Garrot, na área dorsal das articulações interfalângicas proximais, apesar de serem assintomáticos, podem ser indicativos de um início da doença e evidenciam um acometimento mais precoce e mais grave (Rayan, 2007).

Enquanto que os nódulos próximos à prega palmar distal não causam problemas funcionais, já com o aparecimento dos cordões fibrosos, vai havendo a gradativa flexão e incapacidade de extensão completa da articulação metacarpofalângica e depois da articulação interfalângica proximal, dificultando o ato de segurar o cabo de um martelo, por exemplo, pois o dedo afetado vai estar interposto à palma.

Essa postura da mão pode se assemelhar às sequelas de lesão do nervo ulnar ("garra ulnar"), facilmente distinguível pelas alterações sensitivas do território desse nervo e motoras grosseiras dos interósseos.

Não há queixa de dor espontânea, a não ser que tenha havido um episódio de esforço abrupto de tentativa de extensão desse dedo contraturado, rompendo, assim, a fibrose.

Essa característica de ausência de dor deve ser enfaticamente observada pelo médico perito. Não confundir com alguma parestesia ("formigamentos"), pois pode estar também associada uma síndrome do túnel do carpo ou ainda haver a concomitância de estenose de bainha ou polia flexora, causando tendinite estenosante.

A palpação e movimentação passiva é característica, pois haverá uma impossibilidade de extensão completa do dedo e se notará, além dos nódulos e retrações (de menos de 5 mm) aderentes profundamente à fáscia e superficialmente à pele, algum grau de atrofia do coxim adiposo palmar e da própria pele circundante, por desuso.

Nos casos mais avançados, poderá se palpar um cordão espessado, longitudinal ou radial, correspondendo a cada dedo, com as mesmas características de aderência à pele e planos profundos, formando um "pseudo tendão flexor", que irá dificultar a extensão do dedo.

Não há, porém, como se confundir com "mão calejada pelo trabalho", pois esses nódulos e cordões não estarão em áreas de atrito contínuo.

No caso de acometimento do polegar, mais tardiamente será observada uma postura em adução palmar, também incapacitante pela perda da importante função prênsil desse dedo.

Em tempo: a doença não atinge primariamente os tendões flexores e sim a fáscia palmar e o médico perito menos atento poderá descrever erradamente esse acometimento.

O teste mais simples se faz solicitando ao indivíduo que tente colocar sua mão espalmada sobre a mesa, com os dedos estendidos ao máximo, havendo então a persistência da flexão (teste de Hueston).

A avaliação da (in)capacidade funcional e/ou laborativa

Existe uma classificação complexa da gravidade do quadro clínico, feita por Tubiana (1986), que considera o somatório das flexões irredutíveis das articulações metacarpofalângica e interfalângica proximal, porém é de pouca praticidade pericial, pois considero suficiente se classificar em leve, moderada ou grave, especificando cada dedo, dando a possível cronologia de aparecimento (ou da cirurgia realizada) e a incapacidade laborativa específica apresentada, ou seja, o que o indivíduo consegue ou não fazer (e que fazia antes), exemplificando com limitações de hábitos, uso de ferramentas, atividades de vida diária, eventual dor e consequências estéticas, com uma cronologia bem definida.

Considera-se uma flexão irredutível de 30° e 20° das articulações metacarpofalângica e interfalângica proximal, somadas, como parâmetro clínico de indicação de tratamento cirúrgico.

Por haver um envolvimento predominantemente laminar ou superficial, são raras as queixas nervosas ou vasculares, podendo ocorrer somente naqueles casos mais intensos, mais profundamente atingidos ou nas tentativas ou nos esforços de correção externas.

Diagnósticos diferenciais

Apesar das características típicas, se não da história clínica, mas pelo menos do exame físico, impõe-se o cuidado com os diagnósticos diferenciais — sejam para confirmar a doença, sejam para excluí-la ou, ainda, para lhe dar o primeiro diagnóstico correto, como frequentemente se vê em casos periciais.

Assim, deve-se lembrar primeiramente das deformidades adquiridas das mãos, tais como a "garra ulnar" consequente de uma lesão do nervo ulnar no antebraço ou acima, sendo ainda uma das causas dessa "garra" a hanseníase, geralmente bilateral, além das deformidades de outras neuropatias centrais ou periféricas (A.V.C. pregresso, neuropatia de Charcot-Marie). Os ferimentos ao nível do cotovelo, na "goteira ulnar", próximo do epicôndilo medial, poderão causar dano ao nervo, mostrando o mesmo padrão de sequelas.

As calosidades palmares, tão indicativas das atividades braçais pesadas, podem se confundir com a doença ou mascará-la, assim como as sequelas de queimaduras, as deformidades da artrite reumatóide, as lesões por picadas de animais peçonhentos, as infecções, os raros fibrossarcomas, os quadros histéricos ou de simulação, levando as mãos àquela postura de semiflexão do 4º e 5º dedos, também conhecida como "mão de benção cristã".

Tratamentos

O perito médico deve ter conhecimento básico de princípios e técnicas de tratamento, pois só assim poderá avaliar adequadamente se houve uma sequência lógica de atendimento, evolução compatível com o tempo, resultados esperados, além de possíveis complicações e sequelas.

Há mais de 150 anos se preconiza que o tratamento cirúrgico é o mais eficaz para essa deformidade, apenas variando, de acordo com o grau e local de envolvimento, as técnicas, as incisões e os cuidados pós-operatórios.

O melhor tratamento será aquele que tiver uma boa indicação, um tempo cirúrgico curto, com técnica simples, baixo risco de complicações, rápida recuperação e baixo índice de recidivas.

Mais do que apenas o parâmetro angular das deformidades como indicativo de cirurgia, deve-se dar atenção à rapidez da evolução, o acometimento múltiplo, à bilateralidade, à presença da diátese de Dupuytren, à estética, à funcionalidade para as atividades de vida diária e à vontade do indivíduo.

Assim como não há medidas efetivas de prevenção ou promessa de cura, não há lugar para tratamentos fisioterápicos, órteses, infiltrações com corticóides ou medicações tópicas.

Mais recentemente estão em desenvolvimento medicações de aplicação local (infiltrações) de colagenases, ainda não comprovadamente eficazes, e radioterapia — esta não isenta de sérias complicações.

As técnicas mais frequentes são as fasciotomias percutâneas, as ressecções parciais e as ressecções radicais dos cordões fibrosos (fasciectomias), com incisões que devem seguir os preceitos das linhas de tensão da pele palmar, cuidados com as estruturas mais profundas (tendões flexores, vasos e nervos), fazendo-se o fechamento da pele com suturas em zetaplastias, enxertos livres ou mesmo deixando o fechamento por segunda intenção tipo McCash.

Sem dúvida, essas cirurgias não são para médicos inexperientes ou pouco cuidadosos.

O pós-operatório é longo (4 a 6 meses), necessitando, aí sim fisioterapia precoce e uso de órtese.

A comparação da eficácia desses métodos é difícil, pois existe grande variabilidade na gradação de gravidade dos casos, de técnicas empregadas, de resposta individual após a cirurgia e de tempo de seguimento, interferindo na avaliação do porcentual de recidivas.

Por isso, os dados estatísticos variam grandemente de 0% a 75% de recidivas ou recorrências.

Porém, não se pode confundir recidiva por continuidade de um processo degenerativo genético com complicações iatrogênicas ou hospitalares.

Complicações pós-cirúrgicas

Essas complicações podem ser (porcentualmente sobrepostas):

— 25% por problemas do fechamento da ferida cirúrgica, incluindo deiscências, necrose de enxerto, formação de hematomas e infecções;

— 10% de aderências tendinosas;

— 5% de dor cicatricial persistente;

— 5% por lesões iatrogênicas de nervos;

— 3% por lesões iatrogênicas de vasos arteriais;

— 5% por desenvolvimento de distrofia simpático-reflexa de Sudeck;

— 25% de rigidez articular residual.

O nexo ocupacional

Apesar da opinião inicial do próprio Dupuytren em seu artigo original de 1831, a evolução dos conhecimentos anatômicos, histológicos e genéticos mostra que essa afecção por contratura da fáscia palmar deve muito pouco ou mesmo nada de sua origem às atividades laborativas manuais.

A hipótese de microtraumas, levando a micro-rupturas e a microcicatrizações e estas às retrações progressivas, não se sustenta por:

— alta incidência bilateral em trabalhadores com tarefas predominantemente unimanuais;

— a ausência significativa em trabalhadores com alta exposição a esforços manuais;

— a frequência em mulheres não expostas a traumas manuais;

— o agravamento progressivo em idosos inativos ou ainda nas recidivas pós-cirúrgicas;

— o aparecimento em pessoas jovens ainda fora dos trabalhos manuais de esforço;

— a ausência de maior incidência da doença em praticantes de esportes de alta demanda manual, tais como tênis, golfe, beisebol e também em músicos profissionais;

— a grande variação de incidência demográfica nas populações de diferentes regiões do mundo, apesar de terem o mesmo desempenho funcional manual;

— o início mais frequente das alterações pelo dedo anular (4º), que não é o mais solicitado nos esforços da mão.

A extensa e moderna bibliografia sobre essa ausência de correlação trabalho manual x doença de Dupuytren está indicada ao final do capítulo (McFarlane, 1991; Khan, 2004; Hindocha, 2007; Lucas, 2008; Descatha, 2012).

É de meu entendimento e convencimento de que o trabalho somente poderá ser associado a essa afecção em casos extremos nos quais ocorreu trauma evidente ou grande exposição a vibrações sobre um terreno geneticamente predisposto (diátese de Dupuytren), desencadeando aquela cascata de eventos celulares e bioquímicos fibroblásticos e frequentemente agravado por antecedentes ou concausas tais como alcoolismo, tabagismo, diabetes, epilepsia ou outras doenças do colágeno.

Fica sempre, não só para essa doença, mas para outras deste volume, o correto emprego da argumentação do *trabalho como concausa*, afirmação pericial esta que deve ter profundo e atualizado embasamento científico, sem vieses de "achismos", mitos, dogmas, ideologias, simplificações, facilitações, tendências e outros tantos fatores que tumultuam as conclusões periciais.

SÍNDROME DA DOR REGIONAL COMPLEXA (CID M-89-0)

Essa síndrome dolorosa (SDRC) é conhecida pelo seu epônimo de Sudeck (1900), porém quem primeiro a descreveu foi Mitchel, em 1864, em soldados da guerra civil americana, sendo que ainda hoje sua fisiopatologia apresenta desafios de entendimento, causas e tratamentos.

Outros nomes: distrofia simpático-reflexa, atrofia de Sudeck, causalgia, algodistrofia, neuralgia pós-traumática difusa, simpatalgia, síndrome ombro-mão.

Porém, o que é certo são as devastadoras consequências da falta ou do atraso de seu diagnóstico, tratamentos errados e, no caso pericial, associações duvidosas, avaliações inadequadas de incapacidades ou estabelecimento de nexos causais inexistentes, quando não o desconhecimento da história natural e sinais clínicos da síndrome.

A divisão entre tipo I (a mais comum) e tipo II (causalgia) não apresenta interesse pericial, mas apenas quanto à fisiopatologia.

Quadro clínico

Existe uma fase "aguda" ou inicial, que se instala algumas semanas após o trauma, devido a uma piora gradativa e inexplicada da evolução esperada, muitas vezes menosprezada pelo médico assistencial, com retorno de edema, calor difuso, dor espontânea e desproporcionada, maior necessidade de analgésicos, inclusive à noite, dificuldade em executar pequenos movimentos, com o indivíduo começando a expressar maiores queixas difusas.

Essa seria a fase de ouro para se diagnosticar e se iniciar o tratamento intensivo, mas, infelizmente, não é o que ocorre na prática assistencial.

O quadro vai se agravando progressivamente, mesmo na ausência de crises ou outros fatores, porém ficando mais evidente devido aos sinais e sintomas.

Cabem aqui algumas definições:

Hiperalgesia: sensibilidade aumentada a estímulos normalmente dolorosos ou nocivos de pouca intensidade (pressões moderadas, pequenas agulhadas, beliscões, massagens).

Alodinia: dor resultante de estímulos normalmente não dolorosos (pinceladas, sopros, pressões leves, contato com escovas).

Disestesia: alteração da sensibilidade por estímulos normalmente não dolorosos, causando desconforto.

Hiperpatia: persistência anormal de dor após estímulo menor ou já cessado.

Paresia: paralisia parcial, incompleta ou mais fraca.

Parestesia: sensações anormais, estimuladas ou não, tais como formigamentos, queimação, geladuras, agulhamentos.

Distonia: presença de coordenação anormal de sequência de movimentos.

A porcentagem de constatação desses sinais e sintomas, segundo Galer (2000), é de:

Dor intensa: 100%

Edema anormal: 90%

Alterações de temperatura: frio: 75%, calor 55%

Alterações da cor da pele: 75%

Fraqueza: 70%

Rigidez articular: 70%

Espasmos musculares: 60%

Sudorese anormal: 50%

Tremores: 40%

Pela seca: 25%

Sensação de amputação: 55%

Distúrbios do sono: 80%

Interferência na qualidade de vida e trabalho: acima de 75%

O diagnóstico é essencialmente clínico, observando-se (e anotando) toda essa sequência de eventos referidos subjetivamente e constatados objetivamente pelo médico perito. Não se esquecer de examinar o indivíduo sem camisa e desde o pescoço até as mãos, bilateralmente.

Os exames complementares de cintilografia, termometria e radiografias comparativas direita/esquerda servem para elucidação de casos duvidosos, bem como os testes por bloqueios simpaticolíticos, com pouca aplicabilidade pericial.

A eletroneuromiografia será útil apenas na necessidade de diferenciar neuropatias.

A IASP (*International Association for the Study of Pain*) estabeleceu critérios que devem ser conhecidos e seguidos para a comprovação desse diagnóstico:

Definição: É um conjunto de condições dolorosas caracterizadas por dor contínua, espontânea ou provocada, regional (não específica ao território de um nervo ou dermátomo), desproporcionada no tempo e na intensidade esperada como resposta a um trauma ou outra lesão conhecida, com predominância distal e sinais e sintomas sensoriais, motores, sudomotores, vasomotores e tróficos, com variada evolução no tempo, com ausência de outro diagnóstico que melhor possa explicar esses sinais e sintomas (Harden, 2007).

Portanto, o médico perito deve procurar:

— Alterações da percepção da dor (hiperestesia e alodinia);

— Alterações assimétricas da cor e temperatura da pele (vasomotoras);

— Edemas e alterações assimétricas da sudorese;

— Alterações tróficas (da pele, unhas, pelos e ossos);

— Alterações de movimentos (tremores finos, rigidez articular do punho e dedos, fraqueza de preensão, bradicinesia, distonia).

Incidência da síndrome

— Frequência de 1 caso para cada 1.000 habitantes.

— 50 anos de idade média de início.

— 75% de mulheres.

— 50% diretamente relacionado a fraturas, principalmente articulares ou fraturas-luxações.

— Reversamente, 7% das fraturas das extremidades têm possibilidade de evoluírem com a síndrome.

— Existe um padrão de frequência da síndrome predominando em fraturas de tornozelo (25%) e de punho, tipo Colles (10%).

— 20% relacionado a lesões de partes moles, incluindo queimaduras, lesões de nervos e picadas peçonhentas.

— 11% relacionadas a cirurgias (2% para síndrome do túnel do carpo e 20% para Dupuytren).

— 6% a lesões de tendões.

— 8% sem evento desencadeante definido.

— Existe associação estatisticamente significativa com asma, enxaqueca, osteoporose, artrite reumatóide eneuropatias periféricas.

— Não existe associação com diabetes, tabagismo ou alcoolismo.

— Ausência de parâmetro psicossocial que determine qual o indivíduo que desenvolverá a síndrome (de Mos, 2009).

As características depressivas dos portadores podem ser consequentes e não causas da dor crônica, porém, sem dúvida influenciam na evolução e na aderência aos tratamentos.

Deve-se lembrar que a incidência dessa síndrome nos traumas de membros inferiores é muito próxima da incidência em traumas dos membros superiores (48% e 52% respectivamente, segundo Beerthuizen, 2012).

Nos casos de fraturas de extremidades, as estatísticas mostram regressão completa de 80% do quadro após 1 ano do diagnóstico precoce e tratamento bem orientado (Beerthuizen, 2012).

O *Guide to the Evaluation of Disease and Injury Causation,* da *American Medical Association* (2008), baseado na qualidade de evidências da literatura médica, resume: *No occupations or job classifications have been demonstrated to cause CRPS* (nenhuma ocupação ou classificação de emprego tem demonstrado ser causa da síndrome da dor regional complexa).

Avaliação da funcionalidade ou capacidade

Também de interesse para o médico perito é a avaliação da incapacidade (para as atividades de vida diária ou para o trabalho) decorrente dessa síndrome, desde logo apresentando as conhecidas dificuldades decorrentes da certificação e quantificação do principal sintoma que é a dor.

Por ser afecção de longa e incerta evolução, é útil o conceito de "melhora médica máxima" (MMM), que, em termos previdenciários é equivalente à "consolidação das lesões":

> "É a condição ou estado que está bem estabilizado e improvável de mudar substancialmente no prazo de 1 ano, com ou sem tratamento médico, podendo haver com o tempo alguma mudança adaptativa, porém sem perspectiva de agravamento ou de recuperação."

A comparação entre os dados de capacidade funcional observados objetivamente no exame pericial e as incapacidades relatadas pelo indivíduo examinado mostra grandes discrepâncias, seja por impossibilidade de se realizar testes de desempenho no consultório, seja pelos aspectos de confiabilidade e intencionalidade de informações prestadas.

O importante trabalho de Aronoff (2002), sobre a deficiência e a incapacidade decorrente da SDRC, traz revisões e questionários extensos sobre as alterações nas atividades de vida diária (AVDs), humor, mobilidade corporal, produtividade no trabalho, relações interpessoais, sono e recreação, sendo observado que todas essas áreas ficam comprometidas em até 75% nos primeiros 6 meses do início da síndrome. Foi também constatado que após 1 ano, as taxas de emprego eram: 40% desempregados; 20% empregados em tempo integral; 10%

em tempo parcial e 30% aguardando a evolução da síndrome, sendo que relataram ser o trabalho causador de 80% do agravamento das dores, apesar dos efeitos benéficos sociais e psíquicos.

Tais questionários podem servir de orientação à formulação verbal de perguntas durante a anamnese.

Após 1 ano, foram observadas as taxas referentes ao trabalho: 40% desempregados; 20% empregados em tempo integral; 10% em tempo parcial e 30% aguardando a evolução da síndrome, sendo que relataram ser o trabalho causador de 80% do agravamento das dores, apesar dos efeitos benéficos sociais e psíquicos.

A avaliação dos documentos referentes aos tratamentos (corticóides, bloqueios, antidepressivos, antiepilépticos, medidas de medicina física) pode trazer algum esclarecimento sobre a aderência ao tratamento do indivíduo e a qualidade da assistência médica prestada, porém a interpretação de resultados ainda é controversa e difícil, sem dúvida com porcentagem abaixo de 50% de cura após 3 anos naqueles casos que se estabilizaram após 1 ano.

Diagnósticos diferenciais

Como diagnósticos diferenciais, devem ser citados os indivíduos que apresentarem posturas disfuncionais de membros superiores, sejam por simulação ou por distúrbios psiquiátricos comprováveis, já que estas posturas podem confundir o examinador que irá fazer um diagnóstico da síndrome de Sudeck 10 vezes mais frequentemente que naqueles que não apresentaram as posturas disfuncionais (Stutts, 2000).

Nos casos de simulação, a postura geralmente é com o punho em flexão, assim como as metacarpofalângicas e, na verdadeira síndrome, o mais frequente é a postura dessas articulações em posição neutra (Patterson, 2011).

Outros diagnósticos diferenciais a serem pensados são: polineuropatias periféricas, compressões nervosas, neuralgia pós-herpética, sequelas de AVC, doenças do motoneurônio, acrocianose, eritromelalgia, erizipela, doenças reumáticas, síndromes miofasciais (van Eijs, 2010).

Em resumo, esta é uma síndrome de importância pericial pela sua relação com traumas variados, mecanismos obscuros de desencadeamento, possibilidade de relação com atendimentos precários e diagnósticos tardios, quadro clínico que pode variar de exuberante a muito leve, porém nem sempre valorizado, com possibilidade de simulações e fraudes, exames complementares pouco práticos, sequelas frequentes, importantes, permanentes e de variada intensidade, com repercussões psíquicas, porém sem ter um substrato psíquico. Ou seja, tudo aquilo que as partes de um processo querem que o médico perito esclareça.

TENOSSINOVITE DE DE QUERVAIN (CID M-65-4)

Essa afecção tendinosa é conhecida desde épocas antigas, porém foi Fritz De Quervain, médico suíço, que em 1895 descreveu-a como "uma forma de tendovaginite" e propôs tratamento cirúrgico.

A situação anatômica peculiar da região radial do punho, envolvendo eminências ósseas, variadas articulações e amplos movimentos por meio de tendões específicos do polegar, fazem esse transtorno tendinoso ser frequente na prática clínica e nas queixas médicas periciais.

Quanto à anátomo-fisiologia

As explicações anátomo-funcionais dessa ocorrência são:

— a relação crítica de atrito entre os tendões dos músculos extensor curto do polegar e abdutor longo do polegar;

— a passagem deles na estreita bainha sinovial do primeiro compartimento extensor (dorsal) do punho;

— a proximidade com as eminências ósseas do processo estilóide do rádio e da articulação carpo-metacárpica do polegar;

— a relação de proximidade mais proximal entre esses tendões e os tendões extensor longo e extensor curto radial do carpo, daí ocasionando o subtipo de tenossinovite de De Quervain chamado de síndrome da intersecção (Kay, 2000). Vale lembrar que esse autor é perito judicial e baseou seu trabalho no estudo de 100 casos consecutivos, merecendo ser consultado pelos interessantes resultados adversos relatados ao tratamento cirúrgico (90% foram considerados insatisfatórios!).

Essas situações irão causar um espessamento da bainha e / ou do retináculo extensor (segundo o próprio De Quervain), com estreitamento de seu lúmem, porém existem grandes divergências se há ou não um processo inflamatório histológico verdadeiro (Kay, 2000) e mesmo na diferenciação entre "tendovaginite de De Quervain" e "doença de De Quervain" ou tenossinovite, tendinopatia ou tendinite (McAuliffe, 2010).

Mais uma vez, no estudo do nexo causal, há que se ter o cuidado em afirmar se há simples associação estatística ou verdadeira relação de causa e efeito.

Quanto à frequência e causas associadas

Existe nítida predominância no sexo feminino, na relação de 5:1, com incidência de 2,8 casos por 1000 mulheres por ano e 0,6 homens por 1000, por ano (Wolf, 2009).

Possivelmente, essa porcentagem maior em mulheres se deva à alta incidência em mulheres grávidas e lactantes (Ilyas, 2007) e depois na peri-menopausa.

Outros fatores populacionais de risco são a raça negra e idade acima de 40 anos.

Não há evidências de maior incidência na mão dominante (Faithfull, 1971) em obesos ou diabéticos, de mesma forma que as variações anatômicas locais ainda não foram estatisticamente relacionadas.

Raramente há história clínica de um trauma local definido, a não ser naquelas pessoas praticantes de esportes com raquetes e voleibol (pelas "manchetes" de recebimento dos saques), podendo então haver a formação de micro-hematomas e fibrose posterior.

Quanto ao quadro clínico

O *quadro clínico típico* é aquele de uma dona de casa de 35 a 40 anos que após os serviços domésticos começa a se queixar de dores progressivas na região radial do punho, principalmente sobre o processo estilóide do rádio, com dificuldade em erguer, torcer, segurar objetos, envolvendo ações simples do punho e polegar tais como escovar os dentes, pentear os cabelos, usar tesouras, abrir uma maçaneta, cortar um bife, abrir a tampa de uma garrafa.

Em raros casos (1%), também há referência a "travamento" tendinoso, como ocorre no dedo em gatilho palmar (Alberton, 1999), sendo porém mais frequente a presença de crepitação fina à movimentação tendinosa, sentida pela palpação suave. Daí o nome de tendinite crepitante de De Quervain (e não estenosante).

Quanto aos testes para diagnóstico

De especial interesse pericial é a aplicação do conhecido teste de Finkelstein, tido como específico para diagnóstico da doença de De Quervain.

Historicamente, essa manobra foi descrita por Eichoff em 1927 (polegar circundado pelos outros dedos) e depois descrita por Finkelstein em 1930 de forma um pouco diferente, apenas com a tração brusca do polegar em desvio ulnar.

Em interessante trabalho, Dawson (2010) mostrou que essa manobra clássica pode apresentar resultados falsos positivos, pois qualquer alongamento intempestivo dos tendões do primeiro compartimento pode ocasionar dor na borda radial do punho. Portanto, essa manobra feita isoladamente, além de ser desconfortável para o indivíduo, pode causar problemas de interpretação durante o exame físico, principalmente na concomitância de rizartrose (artrose trapézio-metacarpeana, vista neste volume).

Assim, esse autor desenvolveu uma técnica sensível, em 3 fases que, a meu ver pode auxiliar o médico perito nesse diagnóstico, caso seja referida dor na região afetada:

1ª fase: solicita-se ao indivíduo que coloque o antebraço sobre a mesa, ficando com o punho e a mão para fora, em posição de pronosupinação neutra e deixe a mão relaxada em desvio ulnar apenas tracionada pela gravidade, sem esforço externo.

2ª fase: na mesma posição, o próprio indivíduo realiza o desvio ulnar.

3ª fase: o examinador, segurando os dedos (não o polegar) tenta o desvio ulnar.

O autor Brunelli (2003), raciocinando de forma diferente, propôs um teste "reverso", ou seja, solicitando-se a extensão completa do polegar, pois assim os tendões irão se atritar com o teto superficial da polia ou retináculo inflamado, causando a dor referida.

Creio de boa conduta usar as duas manobras, porém com os cuidados de boa localização, sem pressa, distraindo o indivíduo.

Quanto aos tratamentos

As condutas básicas de tratamento de interesse pericial são de:

— repouso local e antinflamatórios, com pouca eficácia e alto índice de recidivas;

— fisioterapias, com pouca resolução (20%);

— infiltrações (até 3) com corticóides, com índices de satisfação de 75%;

— cirurgias de exploração das bainhas e retináculo (após 6 meses de tratamento incruento) (Ilyas, 2009).

Quanto às complicações

O porcentual de sucesso cirúrgico (segundo Kent, 1999) foi de 91%, o que contrasta com os resultados mostrados por Kay (adiante), por razões óbvias; os 9% de complicações relatadas pós-cirúrgicas relatadas foram:

— lesão iatrogênica do ramo sensitivo superficial do nervo radial (para o dorso da mão), que é a mais frequente complicação;

— recidiva dos sintomas por abertura incompleta do retináculo;

— subluxação dos tendões por abertura excessiva do retináculo;

— cicatriz dolorosa residual.

Quanto às atividades desempenhadas ou relações com o trabalho

Vários autores, principalmente os mais antigos, expressaram que esse transtorno tendinoso tinha nítida origem ocupacional, porém a coleta de dados foi considerada confusa e falha pelas avaliações do *Guides to the Evaluation of Disease and Injury Causation (2008)* que, em resumo, afirma haver alguma evidência nos casos de: força, posturas forçada e repetição. Afirma também não haver evidências de nexo nas tarefas de computação, nas exposições ao frio, nas exposições a vibrações, mão dominante e antiguidade de emprego.

O autor Kay (2000) afirma que não há evidências de que o trabalho é causa da doença, mas sim que o trabalho pode agravar sintomas, causando maior dor e, ao contrário, melhorando com o repouso. Afirma ainda que, fora do quadro agudo, a movimentação moderada será benéfica, melhorando o deslizamento dos tendões.

Diz esse autor:

> "A crença de que a dor no lado radial do punho é devida à doença de De Quervain e esta é causada pelo trabalho e daí sendo indenizável, parece ter causado uma mudança na percepção da doença. Isso demanda uma cuidadosa avaliação de como o trabalho é, de fato causador da doença de De Quervain."

E continua:

> "Se o trabalho e o uso repetitivo são fatores significativos na causa das modificações patológicas da doença de De Quervain, então, em uma época em que as mulheres eram predominantemente não empregadas ou domésticas (pré 1940), a doença deveria ter sido observada mais frequentemente na mão dominante dos homens, primariamente naqueles engajados na construção naval, indústria de construção civil e outros trabalhos pesados. Isso nunca aconteceu e todas as séries históricas documentadas mostram populações diferentes em termos de idade e sexo."

Em minha opinião e experiência, ficará caracterizado nexo ocupacional nos raros casos em que haja comprovação de intensos movimentos com esforço ou carga de peso (não apenas movimentação repetitiva) nas articulações do polegar, da metacarpofalângica, carpo-metacárpica e rádiocárpica, principalmente se houver desvio ulnar. A tarefa típica seria aquela de se usar uma pistola de pintura (com caneca reservatório) e em movimentos verticais. Também o uso de tesourão industrial poderia ser considerado como exemplo, sempre sendo necessário se afastaroutras causas de transtornos articulares (principalmente a artrose da articulação trapézio-metacarpal (rizartrose), traumas agudos e a simulação.

Leve-se lembrar também o baixo índice de cronificação, ou seja, a grande possibilidade de resolução autolimitante, principalmente nos casos periciais, quando já se passaram meses ou anos do início dos sintomas e de afastamento do trabalho.

DOENÇA DE KIENBÖCK OU NECROSE ASSÉPTICA DO OSSO SEMILUNAR DO CARPO (CID M-93-1)

Essa afecção, apesar de pouco frequente na prática, pode trazer alguma dificuldade ao médico perito menos versado em temas ortopédicos, principalmente quando se adiciona também alguma ignorância das partes envolvidas ou mesmo má-fé ou má-intenção.

Acrescente-se a isso o fato de que a origem, causa ou etiologia ainda não está esclarecida, havendo a imaginativa e fácil associação de nexo com traumas antigos, atividades manuais ou exposições a esforços, repetitividade, vibrações ou posturas forçadas do punho e mão.

Ainda mais uma vez, fica evidente a importância desse conhecimento para se armar o quadro de diagnósticos diferenciais das dores e limitações de movimento do punho.

As necroses ósseas avasculares (NOA) são descritas em quase todos os ossos do esqueleto, sendo o primeiro relato feito em 1738 por Alexander Munro, localizada na cabeça do fêmur.

Nos ossos do punho as NOA são relativamente raras, sendo as mais conhecidas as que atingem o osso escafóide, nos casos de fraturas, e o osso semilunar na conhecida doença de Kienboeck (DK), descrita em 1910, como "lunatomalácia", para a qual deu como causa os traumas ligamentares, segundo ele.

Os pequenos ossos do carpo, pelas suas características anatômicas, com grandes superfícies recobertas por cartilagem articular e, portanto, com pouca possibilidade de suprimento arterial, apresentam relativa fragilidade de irrigação, com fluxo sanguíneo arterial e venoso lento e tortuoso.

De interesse pericial, as *causas locais* de NOA que devem ser citadas são:

1 — traumáticas agudas, pós-fraturas, principalmente do escafóide (vide capítulo sobre o assunto);

2 — traumáticas agudas sem fraturas, com ruptura mecânica vascular, como nas torções ligamentares graves;

3 — episódios trombóticos ou embólicos localizados, de causas hematológicas diversas;

4 — compressões vasculares extrínsecas contínuas, raras;

5 — instabilidades crônicas dos ossos do carpo (causa duvidosa).

Como *causas indiretas* de NOA devem ser citadas:

1 — uso contínuo e prolongado de corticóides;

2 — alcoolismo e / ou tabagismo;

3 — hemoglobinopatias (anemia falciforme e talassemia);

4 — lúpus eritematoso sistêmico;

5 — disbarismo (exposição a variações de pressão ambiental / doença dos caixões).

Atualmente, não há evidências de traços genéticos predisponentes à doença de Kienboeck.

Apesar de frequentemente citada, a causa microtraumática, por repetitividade, tem apenas referências em observações ocasionais, sem apoio epidemiológico ou comprovação por trabalhos prospectivos.

Ainda sobre a possível etiologia, não há consenso ortopédico sobre a importância das variações anatômicas individuais referentes ao comprimento relativo entre o rádio e a ulna, sendo certo que a variância ulnar *minus* é 5 vezes mais frequente nos portadores de DK do que na população em geral.

Essa discrepância de comprimentos dos ossos no punho causaria uma sobrecarga compressiva do rádio sobre o semilunar, predispondo a risco vascular e, daí, à possibilidade de necrose.

Acontece que o raciocínio inverso não confirma essa etiologia, pois somente 22% dos portadores da doença de DK apresentam essa variante *minus*.

Não há estudos populacionais que mostrem a frequência dessa doença, mas vê-se que as casuísticas dos trabalhos científicos existentes, poucas passam de 50 casos. Por exemplo, Tanigushi (1999), em serviço especializado de ortopedia no Japão, juntou apenas 133 casos em 35 anos de pesquisa.

A bilateralidade está presente em apenas 5% dos casos e não apresenta qualquer característica clínica diferente dos casos unilaterais.

A incidência em crianças é rara, começando a aumentar na adolescência, mas se instalando com importância na faixa etária dos 20 aos 45 anos, sem predominância entre homens ou mulheres e com algumas diferenças clínicas entre os sexos, com mais acometimento bilateral, início mais tardio e referência a menores esforços manuais em mulheres (Tanigushi, 1999).

De interesse para o entendimento pericial, uma fonte importante de controvérsias sobre a evolução da DK é a história natural ou evolução clínica de sinais e sintomas, muitas vezes de longa duração, sem um episódio agudo desencadeador, com períodos de piora e melhora das queixas e da incapacidade laborativa, tratamentos sintomáticos inespecíficos, exames radiográficos inconclusivos ou mesmo sem uma correlação direta entre as imagens e a gravidade dos sintomas, dificultando o entendimento cronológico, não se podendo estabelecer o nexo causal com segurança.

Segundo Irisarri (2004), avaliando uma série pessoal de 40 indivíduos com a doença de Kienboeck, não encontrou nenhum caso de trauma pregresso de punho evidente e bem documentado, afastando assim a ideia do fator traumático como desencadeante.

Esse mesmo autor afirma:

> "Em minha opinião, os traumas menores de repetição não são a causa primária da doença de Kienboeck, mas um fator que causa o surgimento ou agravamento de uma doença já existente. Parece lógico que em um indivíduo jovem, trabalhador em serviços pesados, o punho afetado se torne mais doloroso (e então sendo diagnosticado), após um esforço extenuante, enquanto que um número de pacientes 'sedentários', com a doença, terão apenas sintomas leves e nunca procurarão tratamento."

De fato, essa afirmação coincide com a minha experiência, na qual se vê que, pelas alterações radiográficas encontradas, sem dúvida de longo período de instalação, não foi aquele trauma recente o causador, ele apenas proporcionou o desencadeamento dos sintomas e a procura de um diagnóstico.

Segundo Beckenbaugh (1980), não há predominância da doença em relação ao esforço de trabalho executado (pesado, leve ou sedentário). Outros autores fazem referência à citação de "trabalhos pesados" em até 75% dos casos, porém os fatores de confusão para essa interpretação são evidentes, tais como a definição do que seria trabalho pesado, tempo de trabalho, idade do indivíduo, comorbidades, motivo da procura de atendimento, etc., não existindo nenhum trabalho científico, tipo caso-controle, estatisticamente válido, que comprove essa associação (Yazaki, 2004).

Como dito anteriormente, o quadro clínico é pouco evidente no início da crise vascular, podendo durar anos as queixas de dores vagas de "pulso aberto" ou "tendinites" mal pesquisadas, até que se faça o diagnóstico radiológico, tomográfico, cintilográfico ou mesmo por ressonância magnética.

Na fase aguda — se é que se pode assim chamar a fase de diagnóstico inicial —, a palpação do punho mostra dor tanto dorsal como ventral, podendo haver pequeno edema, mas sem outros sinais inflamatórios. A limitação de amplitude de movimentos é global, atingindo mais os extremos da flexão e da extensão além de prejudicar o apoio da mão sobre uma mesa, por exemplo.

A queixa mais frequente nos casos já instalados é de dores aos esforços de flexão ou extensão forçadas do punho ou mesmo de dificuldade de preensão de objetos pesados com os dedos, podendo haver referência a queda inadvertida deles, com perda de força e de destreza de até 40%.

Não há dor espontânea, em repouso ou a movimentos de amplitude média, não forçados. Tal característica da dor deve ser considerada pelo médico perito em seu interrogatório.

Quanto à evolução natural, sabe-se que a artrose consequente à DK só ocorrerá após a migração dos ossos do carpo em direção ao osso semilunar que sofreu o colapso estrutural devido à necrose, e que esse fenômeno de verdadeiro desabamento ósseo geralmente leva alguns anos para se concretizar desde o início da lesão vascular. As alterações das relações ósseas normais entre o escafóide, o capitato e o hamato ficam finalmente totalmente prejudicadas.

O relato de estabilização das queixas dolorosas ou funcionais no correr dos anos pode ser devido às adaptações ósseas, como também à revascularização do semilunar.

Existe extensa classificação dos estágios (de I a IV) da doença baseada nas imagens radiográficas, porém de pouca aplicabilidade médica pericial (Lichtman, 2010).

As imagens radiográficas não apresentam correlação exata com o quadro clínico, havendo uma certa adaptação funcional e estabilização do quadro por volta de 75% comparativamente com o punho não afetado, mesmo naqueles casos não tratados cirurgicamente (Evans, 1986; Delaere, 1998; Tanigushi, 2002).

Atualmente, a maioria dos tratamentos cirúrgicos da afecção é dirigida a restabelecer esse equilíbrio de esforços mecânicos, diminuindo a dor, restaurando a amplitude de movimentos, a destreza manual e tentando retardar o aparecimento da artrose, seja com artroplastias, artrodeses (fusão óssea), equalização entre o rádio e a ulna, ressecções de fragmentos necrosados, neurectomias seletivas ou enxertos vasculares pediculados.

Os resultados, porém, não permitem sugerir melhor resultado funcional que 75%, seja pela perda de destreza e força do punho e dedos, seja pelas dores residuais, estando esses resultados muito mais relacionados a causas externas ainda duvidosas do que às técnicas cirúrgicas ou mesmo à gravidade dos achados radiológicos.

Dias (2010) diz com clareza e honestidade que ainda não se sabe a causa, a evolução óssea, a correspondência com os sintomas e o melhor tratamento para a DK.

Assim é que o *Guide to the Evaluation of Disease and Injury Causation*, da *American Medical Association* (2008), baseado na qualidade de evidências da literatura médica, nem sequer cita tal doença como de interesse ocupacional.

Portanto, a não ser que haja estrita convicção da existência daqueles fatores desencadeantes acima descritos e que estes sejam exclusivos do ambiente/posto/tarefa de trabalho, não se deve afirmar o nexo ocupacional para tal afecção, bem como se deve ter cuidado em traçar parâmetros ou relações de causa/efeito, imagem/sintomas, cirurgia/tratamento incruento, no âmbito médico pericial.

AMPUTAÇÕES DE DEDOS, LACERAÇÕES, QUEIMADURAS, CORPOS ESTRANHOS DA MÃO (CID: S-69-0; T-23; Z-89-0; L-92-3)

A frequência dessas lesões acompanhou a evolução da industrialização, quando antigamente só ocorriam nas "brigas de faca" e acidentes agrícolas; depois, essa mesma população de trabalhadores rurais migrou para as indústrias, sem o necessário preparo ou treinamento para lidar com as engrenagens das máquinas, o movimento das ferramentas, as bordas metálicas, os pesos escorregadios e as correntes elétricas.

A demora em se estabelecer normas técnicas de segurança específicas para esses equipamentos — seja pela obrigatoriedade de treinamento, adequação ergonômica e psicomotora nos exames admissionais, seja na instalação de sistemas de bloqueio ou parada de produção (*stops*) ou mesmo de simples grades de proteção — ainda fazem mutilados, colhidos em plena idade produtiva.

Acrescente-se a isso tudo aquele preceito de que *o trabalhador se acostuma com a máquina, mas a máquina não se acostuma com a mão do trabalhador.*

Mesmo com a tendência jurídica atual de culpa objetiva — em que não importam as causas do acidente, mas apenas a quantificação das lesões —, não se pode negar que a correta descrição dos movimentos, tarefas e outras condições ergonômicas, junto com os antecedentes positivos ou negativos do acidentado, podem explicar ou até atenuar as responsabilidades e consequências do infortúnio.

É rotina pericial se usar a Tabela da SUSEP (Superintendência de Seguros Pessoais) como quantificadora das sequelas dos acidentes, conduta essa com a qual não concordo integralmente, pelo que se segue:

Tal Tabela não faz referência à idade, sexo ou ocupação do acidentado, ou seja, menospreza a funcionalidade ocupacional da mão.

Não faz diferenciação entre a mão direita ou esquerda, ou seja, não considera a dominância destra ou canhota.

Não observa a presença ou ausência de neuromas ou cicatrizes disfuncionais.

Não valoriza aspectos estéticos da mão ou deformidades das unhas.

Quantifica de forma confusa a "perda total de uso" da mão e dos diferentes dedos, não especificando se essa perda é por amputação (ausência do dedo), por lesão tendinosa ou por anquilose (rigidez articular).

Relembrando que "mão é função" e função é movimento e sensibilidade, que assim constituem a *destreza*, não se pode quantificar tal destreza de forma simplesmente numérica por segmento e, ainda pior, confundir-se *porcentual de indenização do capital segurado* com *porcentual de (in)capacidade laborativa*, como simplisticamente fazem muitos médicos peritos.

Ora, a perda total do uso de ambas as mãos não implica em 100% de perda da capacidade (segundo a Tabela) para as atividades de vida diária, havendo mesmo quotas ocupacionais para esses deficientes.

Cabe aos médicos peritos alertarem os juízes de tal discrepância de interpretações e proporem melhores soluções.

De melhor forma, o Decreto n. 3.048/99 que regulamenta a Previdência Social, anexo III, quadros 5, 6 e 8, modificado pelo Decreto n. 4.032/2001 (situações que dão direito ao auxílio-acidente), descreve esse detalhamento das lesões envolvidas, porém com redação dúbia, pois diz "perda de segmento... desde que atingida a falange ..." ou seja, dá margem a interpretações diferentes, pois são frequentes as lesões ou ausência de pequenas partes das falanges. Ainda assim, persiste a ausência de referência à funcionalidade do dedo atingido.

Nesse decreto tem-se:

Quadro 5:

Perdas de segmentos de membros, situações:

a) perda de segmento ao nível ou acima do carpo;

b) perda de segmento do primeiro quirodáctilo, desde que atingida a falange proximal; *(Redação dada pelo Decreto n. 4.032, de 26.11.2001)*

c) perda de segmentos de dois quirodáctilos, desde que atingida a falange proximal em pelo menos um deles; *(Redação dada pelo Decreto n. 4.032, de 26.11.2001)*

d) perda de segmento do segundo quirodáctilo, desde que atingida a falange proximal; *(Redação dada pelo Decreto n. 4.032, de 26.11.2001)*

e) perda de segmento de três ou mais falanges, de três ou mais quirodáctilos;

NOTA: Para efeito de enquadramento, a perda parcial de parte óssea de um segmento equivale à perda do segmento. A perda parcial de partes moles sem perda de parte óssea do segmento não é considerada para efeito de enquadramento.

QUADRO N. 6

Alterações articulares, situações:

f) redução em grau máximo dos movimentos do primeiro e/ou do segundo quirodáctilo, desde que atingidas as articulações metacarpo-falangeana e falange-falangeana;

NOTA 1 — Os graus de redução de movimentos articulares referidos neste quadro são avaliados de acordo com os seguintes critérios:

Grau máximo: redução acima de dois terços da amplitude normal do movimento da articulação;

Grau médio: redução de mais de um terço e até dois terços da amplitude normal do movimento da articulação;

Grau mínimo: redução de até um terço da amplitude normal do movimento da articulação.

A história do acidente deve começar pela investigação dos treinamentos do indivíduo para exercer aquela determinada função, tempo de experiência, as características da máquina quanto à produtividade, medidas e equipamentos de segurança, de acionamento e de parada, iluminação, a ficha de manutenção preventiva da máquina, mecanismo do trauma, primeiros socorros e remoção, local de atendimento, exames realizados, diagnósticos feitos, internação, cirurgias, intercorrências, retornos ambulatoriais, necessidade de outras cirurgias, medicações, fisioterapias, emissão de CAT, tempo de benefício previdenciário, tipo de benefício, sequelas enquadráveis em benefício e reabilitação previdenciária, retorno às mesmas ou diferentes funções, tempo de estabilidade pós-acidentária, queixas atuais, exames e tratamentos atuais, atividades e incapacidades atuais.

Especial atenção deve ser dada no caso específico das queimaduras, pelas retrações e fragilidade da pele, necessidade de enxertos e comprometimento da estética.

De mesmo modo, as lacerações causam sabidamente maior número de neuromas pelo mecanismo de tração e arrancamento de nervos periféricos, prejudicando a evolução das lesões.

Já nos casos de presença de corpos estranhos, pela multiplicidade de substâncias e materiais que podem ser introduzidos, bem como pelas alegações nem sempre comprováveis desses corpos estranhos, o médico perito deve ter cautela em suas confirmações e também deve dar atenção aos "tratamentos" feitos, pois, muitas vezes, a procura atabalhoada por médicos de pronto-socorros menos experientes desses objetos causa maiores danos que a própria presença deles.

Quanto ao *exame físico* da mão traumatizada, deve o Médico Perito, usando os conceitos básicos da semiologia, observar:

- O trofismo das partes restantes, com especial cuidado na identificação de indícios de distrofia simpático-reflexa de Sudeck;
- Os resquícios e deformidades de unhas;
- O trofismo das polpas digitais;
- As cicatrizes e as deformidades anteriores ao evento traumático investigado (cronologia);

- As cicatrizes dos locais de retirada de enxertos de pele;
- Os indícios de trabalho atual (calosidades, tintas, graxa, cimento);
- A colaboração do indivíduo na movimentação ativa e passiva;
- A textura muscular do antebraço e dos músculos intrínsecos da mão;
- As retrações cicatriciais limitantes de movimentos;
- A força tendinosa residual de cada segmento ou dedo;
- As posturas ou deformidades disfuncionais causadoras de incapacidade específica;
- As limitações de amplitude de movimentos, sejam por rigidez, anquilose ou artrodese, se possível com mensuração angular relativa ao membro normal contralateral, por exemplo: "Limitação do movimento de flexão e extensão da articulação interfalângica proximal do dedo indicador (2º) direito em 30° a 60° (normal de 0° a 110°)". Portanto, o uso de um goniômetro simples se faz necessário e dá maior credibilidade ao exame.
- A destreza dessa mão, considerando-se os fatores objetivos e subjetivos observados anteriormente e graduando essa destreza em normal ou prejudicada (leve, moderada ou grave), evitando-se os porcentuais numericamente exatos, mas funcionalmente falhos;
- A estética da mão ou as repercussões pessoais e sociais plausíveis e não aquelas citadas genericamente como "danos morais";
- A presença de neuromas.

Quanto aos neuromas

Dou especial atenção à possível presença de neuromas de coto (CID T-87-3), pois são frequentes em até 20% dos casos e incapacitantes às atividades manuais, além de desafiarem o Médico Perito pela subjetividade das sensações, passíveis de simulação.

Em excelente e extenso trabalho científico, Watson (2010) escreve que a formação dos neuromas faz parte de um processo biológico de cicatrização de um nervo periférico em que houve o insucesso do axônio em reabitar sua cobertura mielínica, ficando exposto a estímulos externos ou autogerados de dor ou outras alterações sensitivas. Dá como principais causas de lesões de nervos (e consequente possibilidade de formação de neuromas) os ferimentos por corte, lacerações, esmagamentos, estiramentos, atritos e irritações contínuas, queimaduras, eletrocução e cirurgias (incluindo as neurólises internas). Nessas, as mais iatrogênicas são aquelas para a síndrome do canal do carpo, atingindo o ramo palmar do ulnar e aquelas para a abertura das bainhas na doença de DeQuervain, atingindo o ramo radial superficial.

Poderá haver uma sequência ascendente de eventos de estimulação de terminações nervosas envolvendo raízes, plexos, a medula espinal e até a córtex, com o grave desencadeamento da síndrome da dor crônica (Sudeck).

O quadro clínico do neuroma é característico e bem relatado pelo indivíduo, com dor ao toque, hiperestesia, hipoestesia, anestesia distal, "dor fantasma", alterações tróficas vicinais, atitudes de receio e evitação de contato local.

O Médico Perito não pode se esquecer que tais sintomas e sinais podem ser parcialmente aprendidos e simulados.

Uma forma simples de exame é por meio da indicação e compressão do local do alegado neuroma pelo próprio indivíduo, usando a ponta romba de uma esferográfica, local este que deverá corresponder anatomicamente ao trajeto do nervo digital (e aí fotografado).

Os casos de mais de 6 meses sem evolução favorável dificilmente se resolverão sem alguma intervenção médica, geralmente cirúrgica, que poderão ser de revisão de cotos, reamputações, introdução do neuroma dentro de veias, músculos ou mesmo ossos da região.

Quanto aos exames complementares

As radiografias iniciais da mão traumatizada devem ser confrontadas com as recentes, para melhor avaliação da evolução dos tratamentos, aderência do indivíduo ao tratamento e documentação de sequelas ósseas e materiais de síntese.

O exame eletroneuromiográfico não é prático na identificação de neuromas, mas pode ser útil nas lesões nervosas superiores associadas aos grandes trauma da mão e punho.

De especial importância é a documentação fotográfica das deformidades, feita com boa técnica de foco e aproximação ("zoom") e, na medida do possível, mostrando as principais (in)capacidades das funções e deformidades da mão, comparativamente direita e esquerda, com etiqueta de identificação do indivíduo, do processo e data do exame.

FRATURA DE ESCAFÓIDE (COMPLICAÇÕES) CID S-62-0 e T-92-2

Apesar de que o escafóide é o osso do carpo mais frequentemente fraturado, muito ainda se discute sobre a evolução dessas fraturas, os métodos de tratamento e as complicações.

Algumas características desses eventos trazem interesse médico pericial, exigindo maior cuidado, pois são passíveis de dificuldades de esclarecimento quanto ao nexo causal e sequelas.

Essas dificuldades começam com a história contada do trauma, pois o principal mecanismo é também aquele mais comum, ou seja, a queda do corpo sobre o punho em extensão (semelhante ao mecanismo da fratura de Colles), havendo a transmissão do impacto diretamente do rádio sobre o escafóide, ocorrência essa frequente nos acidentes domésticos ou no trabalho, tanto em homens como em mulheres.

Dificilmente alguém, no último ano, não tenha caído dessa forma e, portanto, vai se lembrar dela.

Caso o trauma tenha sido apenas leve ou moderado, o indivíduo apresentará dores em todo o punho, com algum grau de incapacidade funcional, edema e equimose, podendo esse quadro durar 10 a 15 dias e não ser suficientemente intenso que motive a procura de um atendimento médico ortopédico.

Mesmo havendo tal atendimento, soma-se a precariedade dos serviços especializados, dos exames radiográficos mal dirigidos, a falta de cuidados de exame físico e de interpretação das imagens e ainda dos atrasos de marcação de retornos e revisões e o indivíduo poderá ter a sua fratura inadequadamente acompanhada, pois o quadro doloroso irá regredir naturalmente em alguns dias, ocasionando o abandono do tratamento.

Passará então a engrossar a lista de diagnósticos populares tais como "pulso aberto" ou "nervo fora do lugar" ou ainda "uma simples luxação", aí restando o perigo das frequentes complicações, já que esse osso escafóide, pela suas características circulatórias críticas, pelas solicitações de carga e pela complexidade de relações com os ossos vizinhos, não admite movimentos ou desvios de milímetros no foco de fratura, necessitando ainda de longo tempo de repouso para a consolidação.

Daí as suas 3 principais complicações tardias, mas inexoráveis:

a pseudo artrose (falta de consolidação);

a necrose asséptica (isquêmica) e

a consolidação viciosa (com degrau articular).

À semelhança da doença avançada de Kienboeck, esse desarranjo entre as complexas articulações dos ossos do carpo irá levar inicialmente ao retorno do quadro doloroso, depois à artrose intercárpica e à consequente incapacidade funcional do punho.

Essa sequência desastrosa pode levar meses ou até anos de intervalo entre o evento traumático inicial e o aparecimento dos sintomas, com possíveis crises nos períodos de esforços e daí o estabelecimento de correlações de nexo causal, acrescidas de outros traumas ou esforços nesse período.

Quando da queixa motivadora da perícia, não se pode falar de imediato em má-fé, mas frequentemente de esquecimento ou menor importância ao trauma antigo, cabendo ao médico perito o estabelecimento dessa cronologia adequada e confirmação ou não do alegado trauma recente, não somente pelo relato do indivíduo, mas pelo estudo de seu prontuário, queixas anteriores, antecedentes de esporte, lutas marciais, acidentes de moto, "enfaixamentos" e também avaliação de detalhes radiográficos que indiquem a cronicidade da evolução.

Não será um trauma de 4 ou 5 meses antes que terá dado tempo de instalação de uma artrose do carpo.

Infelizmente os exames pré-admissionais não chegam a detalhes de amplitude de movimentos dos punhos, não sendo, em regra, auxiliares no esclarecimento dessa cronologia.

Essas 3 complicações têm indicação de tratamento cirúrgico especializado, porém o tempo decorrido e a gravidade do comprometimento articular é que irá determinar o grau de sequela incapacitante.

Cabe então ao médico perito esclarecer em seu laudo essa evolução e cronologia, bem como usar de bom senso determinando até quando o trabalho atuou como agravante dessas complicações.

RIZARTROSE DO POLEGAR E OUTRAS ARTROSES DA MÃO

Esse termo é usado para indicar a "artrose da raiz" ou da articulação da base do polegar, ou seja, entre o osso trapézio e o primeiro metacarpeano e não atingindo primariamente a articulação metacarpo-falangeana do polegar.

Há que se definir o termo artrose, muitas vezes confundido com artrite ou outros "reumatismos".

É de minha preferência nomear como artrose um processo degenerativo, de destruição da cartilagem articular e do osso subjacente, seja por qualquer causa (pós-traumática, degenerativa ligada à idade, degenerativa ligada à sobrecarga de uso, seja pós-infecciosa ou após alguma reação inflamatória). A esse processo inflamatório chamarei de artrite, pois assim estarei seguindo o sufixo "ose", como degenerativo ou de destruição, e o sufixo "ite" como inflamatório ou reacional.

Nessa linha de raciocínio, teremos a artrose como a sequela física de um desarranjo articular e a artrite como o fenômeno biológico causador dessa alteração anatômica localizada.

A rizartrose é considerada de caráter genético dominante, com maior expressão no sexo feminino na razão de 2:1 e com incidência de 15% nas mulheres brancas e 7% nos homens brancos, com quadro inicial por volta de 40 anos, havendo já sinais radiográficos em 1/3 das mulheres acima dessa idade e em 35% dos indivíduos acima de 55 anos.

Essa maior incidência em mulheres é supostamente explicada pela maior frouxidão ligamentar ligada a alterações hormonais.

Existe maior incidência de início de sintomas na mão dominante, porém logo acometendo ambas as mãos e evoluindo para uma certa simetria de deformidades e de queixas dolorosas e funcionais.

É a localização de artrose mais frequente e a mais dolorosa da mão, junto com aquela das falanges distais e pode estar associada a outras artroses da mão, principalmente aquelas interfalangeanas proximais (nódulos de Bouchart), interfalangeanas distais (nódulos de Heberden) ou mesmo na associação desses dois tipos com a denominação de artrose erosiva dos dedos.

Quando há essas associações, o quadro clínico e a incapacidade laborativa ficam evidentemente mais comprometidas, dificultando dessa forma a avaliação isolada da rizartrose e mesmo mascarando fatores de esforço localizado, como, por exemplo, os ocupacionais.

Essa articulação trapézio-metacarpeana é do tipo selar, única entre os metacárpicos, com grande grau de liberdade de movimentação, combinando as propriedades de uma junta biaxial com as de uma junta esférica e submetida à tração de importantes músculos, principalmente o adutor do polegar, e fornecendo os movimentos de adução-abdução; flexão-extensão e rotação medial-lateral, quase como uma circundução, sem necessitar anatomicamente de um colar de músculos volumosos a lhe controlar a estabilidade, como é o caso de outras juntas esféricas (ombro e quadril).

É sabido que Isaac Newton comentou certa vez que, na ausência de qualquer outra prova, o polegar, por si só, convencê-lo-ia da existência de Deus (Napier em *A Mão do Homem*, 1983).

Exageros à parte, não há como se desprezar a importância funcional especialíssima do polegar, principalmente do movimento de oposição, e aí a incapacidade decorrente dessa rizartrose.

O quadro clínico tem início lento, com dores bem localizadas sobre aquela articulação trapézio-metacarpeana, de progressão lenta por meses ou anos, geralmente relacionadas a esforços manuais de preensão, torção ou pinça de objetos, mesmo de pequeno porte e, portanto, frequentes nas atividades de vida diária ou doméstica, tais como torcer roupa, tricotar, lixar, segurar cabos de ferramentas ou à abdução forçada.

Com o progredir da artrose, as dores se tornam mais frequentes mesmo após os esforços, e surgindo então deformidade sob a forma de uma saliência dura (osteofítica) relacionada à subluxação, levando o polegar em adução junto à palma em semiflexão interfalangana.

Na avaliação da incapacidade de uso das mãos artrósicas, deve-se fazer as seguintes perguntas (*Hand Disability Index*):

Você é capaz de:

Vestir-se sozinho, inclusive abrindo e fechando botões?

Penteia seus cabelos e / ou faz sua maquilagem?

Abre a tampa de potes ou vidros?

Corta seu bife e leva um copo cheio até sua boca?

Abre embalagens de papel?

Abre a porta do automóvel?

Segura uma caneta ou lápis?

Manteve sua escrita?

Apesar do quadro clínico típico, impõe-se a avaliação radiográfica tanto para quantificação da artrose e da evolução como para indicação de tratamento.

Nos casos periciais, são importantes os exames radiográficos comparativos (direita / esquerda), devendo ser bem solicitados, discriminando o local exato a ser radiografado e não simplesmente "mão, frente e perfil". Não há necessidade de outros exames de imagem ou mesmo laboratoriais, desde que clinicamente afastadas outras causas reacionais ou sistêmicas.

Nesses exames serão vistos os sinais típicos das artroses que são: diminuição e irregularidades do espaço e superfícies articulares, formação de osteofitos (principalmente mediais), microcistos e subluxação do 1º metacarpeano.

No mais importante trabalho científico sobre a prevalência e outras determinantes da artrose da base do polegar feito por Haara em 2004, em uma comunidade da Finlândia com 8000 indivíduos, dos quais 3595 foram radiografados, pode-se observar que:

— não há correspondência direta entre os achados radiográficos e a incapacidade laborativa ou queixa dolorosa, determinando assim um número subestimado de diagnósticos;

— apesar dessa frequência radiológica, a incapacidade laborativa específica é mínima em indivíduos na faixa de 30 a 60 anos;

— a obesidade é um determinante importante na sua frequência;

— não há uma clara associação com o nível de escolaridade ou com as atividades manuais exercidas, o que concorda com Jones (2001);

— não há uma clara associação com o tabagismo ou consumo de bebidas alcoólicas;

— existe forte associação com outras formas de osteoartrite das mãos, porém sem associação com artrites de outras articulações (joelhos, quadris, coluna vertebral) ou com diabetes e doenças cardiovasculares.

Os tratamentos seguem a linha de sintomáticos locais, medidas fisioterápicas, órteses, adaptações funcionais e, finalmente, artrodeses, artroplastias ou próteses de substituição. Não há tratamento preventivo ou curativo comprovado.

Quanto ao nexo causal ocupacional

O *Guide to the Evaluation of Disease and Injury Causation*, da *American Medical Association* (2008), baseado na qualidade de evidências da literatura médica, resume:

Riscos ocupacionais para a osteoartrite da articulação carpo-metacarpeana do polegar:

— Trabalho com alta repetitividade: evidência insuficiente.

— Trabalho com esforço: evidência insuficiente.

— Trabalho com posturas forçadas: evidência insuficiente.

— Atividades com teclado: evidência insuficiente.

— Ambiente frio: evidência insuficiente.

— Tempo de emprego: evidência insuficiente.

— Mão dominante: evidência insuficiente.

— Combinação de fatores repetitividade, força e postura: evidência insuficiente.

— Exposição a vibração sobre as mãos: evidência insuficiente.

Portanto, nenhuma evidência suficiente para apoiar o risco ocupacional.

Riscos não ocupacionais para a osteoartrite da articulação carpo-metacarpeana do polegar:

— Maior idade: forte evidência.

— Predominância feminina: moderada evidência.

— Maior massa corpórea: moderada evidência.

— Fatores biopsicossociais: evidência insuficiente.

— Diabetes: evidência insuficiente.

— Fatores genéticos: moderada evidência.

Em resumo, a artrite da articulação carpo-metacarpeana do polegar é radiograficamente frequente em mulheres acima de 40 anos, muitas vezes associada a outras artrites das mãos, porém causando quadro doloroso e incapacidade funcional de variada intensidade somente nos casos avançados, devendo ser avaliada pericialmente caso a caso, não havendo evidências de desencadeamento ou agravamento anatômico de origem ocupacional, mas simplesmente exacerbação de sintomas em casos específicos.

"TENDINITES"

De início, e propositalmente, coloquei entre aspas esse título para chamar a atenção daqueles que, por décadas, desde os tempos dos movimentos trabalhistas organizados pelos bancários na década de 70, se acostumaram a rotular indiscriminadamente as queixas musculoesqueléticas como "tendinites" em um turbilhão de afirmações, classificações, nomenclaturas, nexos, concausas, tratamentos, trabalhos científicos, leis, portarias, protocolos, congressos, livros, clínicas, benefícios, aposentadorias e tudo mais que agitou e agita uma grande parcela da justiça do trabalho.

Muito do desenvolvimento da Medicina do Trabalho e da Ergonomia se deve a esse período conturbado, fazendo toda a saúde ocupacional sair do marasmo das abreugrafias, atestados e vacinações e, assim, envolver diretamente ortopedistas, reumatologistas, neurologistas, psiquiatras ou mesmo engenheiros.

Após esse desequilíbrio pendular, parece que nos últimos tempos se atingiram consensos e sensos sem se perder, por um lado, o humanismo assistencial e, por outro, o rigor das investigações científicas, as bases epidemiológicas e as evidências.

Aquilo que se via com frequência como "tendinites do membro superior" — jargão maldito que tanto fez o descrédito das LERs e acirrou os ânimos das batalhas judiciais —, hoje o médico perito, se quiser, tem como descobrir riscos, estabelecer nexos, avaliar medidas de prevenção e de tratamento, solicitar exames esclarecedores, evitar ser grosseiramente enganado e assim responder à sua missão esclarecedora.

Mas há que querer, estudar, ver e ouvir, pensar e escrever, debater, discordar, concordar, ser humilde sem se humilhar.

Como aceitar um relatório de imagem dando "tendinite dos extensores nos compartimentos do punho", sem qualquer sinal ou sintoma nos flexores, estes mais importantes, mais móveis e mais agredidos?

Como se aceitar as queixas de "dói tudo", de alegações de "movimentos repetitivos", de escamoteamentos de diabete, de gota úrica, de esportes de contato e academias, de exames clínicos sem quaisquer sinais de inflamação (dor, calor, rubor, tumor), com evolução de agravamento progressivo, mesmo cessada a causa?

De fato, o nosso maior desafio pericial é a existência do doente de verdade — este sim que deve ser diagnosticado, comprovado, tratado, amparado legalmente e indenizado, se assim couber.

Os quadros clínicos das verdadeiras tendinites são anatomicamente simples e funcionalmente óbvios.

Já o estabelecimento de riscos, nexos e incapacidades demandam sermos médicos peritos.

DEDO "EM GATILHO"(CID M-65-3)

Esse transtorno anatômico e funcional dos dedos das mãos é frequentemente citado nas perícias médicas e é causa de interpretações confusas, como já pudemos observar, tendo sido referido desde como transtorno psíquico somatoforme, confundido com a característica mão contraturada das crises histéricas, como simulação e falta de colaboração ao exame físico e até como doença degenerativa progressiva e inexorável, erradamente confundida com a doença de Dupuytren.

Infelizmente as descrições de causas e efeitos no livro *Doenças Relacionadas ao Trabalho*, feito pelo Ministério da Saúde em 2001, contém erros grosseiros que devem ser observados pelos médicos peritos.

Trata-se de uma tendinopatia, segundo a nomenclatura atual, que causa um estreitamento (estenose) localizado em alguma bainha ou polia flexora da região palmar ou metacarpofalangeana (geralmente na polia A-1) por onde correm os tendões movimentadores dos dedos, com absoluta predominância dos tendões flexores.

Os dedos mais frequentemente afetados são o 4º (anular) e o polegar, podendo o mesmo indivíduo apresentar vários locais de estenose.

Esse estreitamento poderá ser congênito, mais frequente nos flexores do polegar e que, pela importância do desenvolvimento psicomotor da criança assim prejudicado, deverá ser prontamente diagnosticado e tratado com cirurgia simples de abertura da polia.

Nos adultos, tal afecção tem como causas (ou concausas, a serem avaliadas pelo perito) a evolução de artrites, principalmente a reumatóide, em que o espessamento inflamatório sinovial atinge também as bainhas e polias, causando seu estreitamento. Deve, portanto, ser chamada de tenossinovite estenosante de tendão flexor de tal dedo, especificamente.

De mesma forma, outros processos inflamatórios tais como sequelas de infecções, de traumas abertos (ferimentos) ou fechados (contusões), aamiloidose, a gota úrica, a artrite psoriásica, a própria moléstia de Dupuytren (fibromatose palmar), podem levar a essa dificuldade de deslizamento dos tendões ou simplesmente estarem associadas no mesmo indivíduo, sendo frequente a concomitância com a síndrome do túnel do carpo em 43% dos casos e lesões degenerativas do manguito rotatório do ombro (Kumar, 2009).

A grande maioria, porém, é idiopática, ou seja, não mostra uma causa única, bem definida e comprovável, sendo a frequência de 2% na população acima de 40 anos e de 3 a 6 vezes mais frequentes em mulheres.

Especial importância deve ser dada à "mão diabética", como escrito nos alertas da Introdução deste livro, sendo os indivíduos insulinodependentes 5 vezes mais propensos a apresentarem múltiplos estreitamentos, pior resposta a tratamentos por infiltrações com corticóides, maior necessidade de tratamentos cirúrgicos e maior índice de recidivas (Stahl, 1997).

Quanto ao papel do trabalho na gênese dessa afecção, a não ser que detalhadamente se comprove uma ação traumática, irritante, bem localizada e causadora de uma reação inflamatória crônica dos tendões flexores, não há por que se estabelecer nexo ocupacional.

Não há como se aceitar de forma simplista um nexo ocupacional pelo fato do indivíduo acionar o disparador (gatilho) de uma máquina ou segurar o cabo de outra como causador desse estreitamento, até porque o acionamento de um gatilho se faz com o dedo indicador, sede mais rara de estenose e sintomas.

A queixa do indivíduo será inicialmente de desconforto localizado na região da palma da mão correspondente ao trajeto de determinado tendão que evoluirá para dor localizada, depois dor à movimentação desse dedo, com estalido e dificuldade de extensão após uma flexão completa ou forçada, causando o fenômeno doloroso do destravar de um gatilho e terminando em restar esse dedo travado em flexão irredutível.

O exame físico nos casos já instalados é típico, pois ao se solicitar a flexão completa ou forçada do dedo, repetir-se-á a queixa de "travamento" em flexão, portanto com impossibilidade relativa de extensão.

À palpação poderá ser sentido um pequeno nódulo moderadamente doloroso e que corresponde ao local da estenose.

O grau de incapacidade funcional estará relacionado à frequência e intensidade desse travamento, bem como qual o dedo atingido.

Os principais diagnósticos diferenciais são a doença de Dupuytren (fibromatose palmar, vista neste volume), as calosidades palmares, as sequelas de ferimentos ou queimaduras, as lesões dos tendões extensores, as artrites metacarpofalangeanas, as crises psiquiátricas e as simulações, todos esses diagnósticos de fácil diferenciação por meio de um interrogatório simples e um exame físico cuidadoso e bem localizado.

Como sempre deve ser lembrado: o desconhecimento dos possíveis diagnósticos diferenciais e o "fechamento" prematuro de um diagnóstico definitivo induz o raciocínio a uma encruzilhada estreita e sem retorno.

Na ausência de outros diagnósticos diferenciais causadores de dúvidas, incluindo a simulação, não há necessidade de exames complementares de imagem ou de atividade reumática.

O tratamento por meio de manipulação só apresenta alguma eficácia em crianças e apenas posterga o tratamento cirúrgico nos adultos.

Pode ser tentado o tratamento por intermédio de infiltrações com corticóides, porém com índice de falhas de mais de 30%, principalmente em indivíduos diabéticos, não se devendo ultrapassar 2 infiltrações.

O tratamento cirúrgico pode ser simples, com a abertura percutânea dessa polia sob anestesia local e usando-se uma agulha hipodérmica de grosso calibre, cujo bisel servirá de lâmina de bisturi, com índices de 94% de bons resultados (Ragoowansi, 2005), necessitando, porém, de cirurgiões experientes.

A minha opção pessoal é de via aberta por pequena incisão, sob anestesia local ou endovenosa, com maior e melhor identificação das estruturas anatômicas. O pós-operatório é simples e deve ocorrer o retorno normal às atividades costumeiras após no máximo, 10 dias, em 90% dos casos, sendo muito raras as recidivas, podendo haver aparecimento de outros locais de estreitamento nos indivíduos diabéticos.

Caso tenha já havido tratamento cirúrgico, deve-se observar a cicatriz, a amplitude de movimentos ou da excursão tendinosa, a presença de eventuais neuromas pós-cirúrgicos ou mesmo de rupturas tendinosas.

As possíveis complicações das cirurgias são: efeito de corda de arco (tendinosa) pela retirada excessiva da polia; lesão de outras polias (A-2); lesões de nervos interdigitais e cicatrizes dolorosas residuais. Deve-se enfatizar que essas complicações são raras e, portanto, conferindo a esse tratamento um alto índice de resolutividade.

Resumindo: esta é uma afecção comum, em sua maioria idiopática, não relacionada ao trabalho, com grande incidência e piores resultados em diabéticos, sendo passível de tratamentos cirúrgicos simples, com curto período de recuperação e evolução benigna, sem sequelas.

DEDO "EM MARTELO" (CID S-66)

Dá-se o nome simples de "dedo em martelo" àquela deformidade residual decorrente de uma lesão aguda traumática do aparelho extensor da falange distal dos dedos da mão, com aparência de uma cabeça de martelo, ou seja, com a última falange em semiflexão pela tração dos flexores e com incapacidade de extensão completa.

Recordando a anatomia, o aparelho extensor se apresenta como uma expansão laminar tendinosa que se insere na base dorsal da falange distal, não tão individualizada como os tendões flexores na face palmar do dedo.

A incidência é muito maior do que as relatadas na literatura, já que tem quadro clínico com intensidade variável da dor e da deformidade, muitas vezes não motivando o indivíduo a nenhum tratamento inicial adequado.

A importância pericial dessa deformidade se resume em estar frequentemente associada a outras lesões tendinosas a serem descritas pelo médico perito ou mesmo por passar despercebida em um atendimento de urgência e depois necessitando de correção cirúrgica posterior, com as respectivas queixas.

O mecanismo de trauma mais frequente é aquele de trauma direto sobre a extremidade do dedo em extensão, como nos famosos e desastrados golpes de kung-fu com as pontas dos dedos ou em outros esportes de contato manual com a bola (basquete, vôlei).

Pode também ocorrer por ferimento aberto profundo da pele da região, já que essa expansão tendinosa é muito superficial.

Sendo esse aparelho extensor mais fraco que o flexor, essa flexão forçada irá lesioná-lo parcial ou totalmente, seja em sua porção mais proximal tendinosa, seja na expansão laminar ou mesmo ocasionando uma fratura por avulsão ou arrancamento da inserção na falange.

Daí a necessidade de radiografias simples, para identificar esse pequeno fragmento ósseo, além do exame clínico local delicado.

Por esse mecanismo de trauma, a lesão pode ocorrer em qualquer dos dedos, sendo porém mais rara no polegar.

Essa deformidade pode também ser encontrada em decorrência de outras doenças das mãos, sem trauma evidente, tais como na mão espástica e na mão reumática.

Não há indícios de maior frequência na mão diabética.

Deve-se diferenciar essa deformidade de "dedo em martelo" da deformidade de "dedo em pescoço de cisne", em que há a hiperextensão da articulação interfalângica proximal e flexão da distal e do "dedo em botoeira", nome dado a antigo instrumento manual de se fazer o abotoamento de fechos de botinas, quando o dedo se apresenta em flexão da articulação interfalângica proximal e hipertextensão da interfalângica distal, com causas diversas e intensidade de deformidades variadas, também com variado grau de incapacidade funcional, melhor vistos nos livros de semiologia ortopédica.

Existe classificação dessa gravidade da deformidade, baseada na angulação clínica residual da falange distal em relação à falange média e que vai orientar a indicação do tratamento cirúrgico ou não, motivando as diversas técnicas de imobilização com pequenas órteses, de suturas tendinosas e de fixação dos fragmentos, com pior prognóstico naquelas com maior angulação ou com maior fragmentação óssea.

Não há consenso sobre os resultados das várias técnicas cirúrgicas. No entanto, a média de retorno ao trabalho manual pode exceder a 8 semanas, seja nos casos operados ou naquelas apenas imobilizados com órteses.

A porcentagem de sequelas, sejam elas por deformidade residual, rigidez articular ou por dor, é pequena, sendo raro o dano funcional da pinça ou de outras funções do dedo, desde que não haja comprometimento da função flexora, esta sim muito mais importante e incapacitante.

A MÃO DIABÉTICA

É sabido que pelos recursos atuais da medicina, a qualidade de vida dos indivíduos diabéticos tem apresentado evidentes sinais de maior controle, maior sobrevida, menores incapacidades, maior taxa reprodutiva, aproximando-se de níveis da normalidade social e laboral.

Infelizmente, porém, uma parte significativa da evolução microscópica e bioquímica segue um curso inexorável de lesões teciduais e funcionais, apesar do controle glicêmico, pressórico e dietético.

O médico clínico está acostumado a se deparar com os "pés diabéticos", as neuropatias diabéticas, as retinopatias diabéticas, porém com menor ênfase nas alterações das mãos dos diabéticos.

Há muito tempo os médicos reconhecem a maior incidência de distúrbios nas mãos, sendo que os mais referidos são a tenossinovite estenosante ("dedo em gatilho", DG), a contratura de Dupuytren (DD), a síndrome do canal do carpo (STC) e a rigidez articular dos dedos (RAD, LJM: *limited joint mobility*), formando aquilo que se pode chamar de diátese da mão diabética, síndrome da mão diabética, pseudoescleroderma, queiroartropatia ou síndrome ombro/mão, pelo envolvimento da articulação glenoumeral. Além dessas 4 afecções mais comuns, outras alterações são frequentemente relatadas, tais como lesões granulomatosas, pápulas, necrobiose, alterações ungueais e predisposição a flegmões e abscessos múltiplos.

O aparecimento e a gravidade da evolução dessas alterações são mais evidentes nos diabéticos tipo I que nos tipo II, possivelmente vinculado à duração e dependência da insulina.

O médico perito, ao avaliar uma queixa da mão, deverá valorizar a presença da diabete, sua duração, seu controle, a dependência de insulina, as dosagens e mesmo a sua ocultação por parte do indivíduo examinado.

Quanto à síndrome do canal do carpo (STC): apesar de se apresentar de forma mais branda, tem uma evolução de tratamento mais problemática e 3 vezes menos efetiva pós-cirúrgica que nos indivíduos não diabéticos. A incidência da STC varia entre 10% a 25% nos diabéticos, com maior bilateralidade, enquanto que na população geral é de 3% a 4%, com tendência à inversão da relação entre homes e mulheres, ou seja, os homens diabéticos apresentarem mais STC que as mulheres. O possível mecanismo dessa maior incidência é duplo, ou seja, pelo espessamento e enrijecimento do retináculo flexor por distúrbios bioquímicos e a susceptibilidade dos nervos, no caso o mediano, pela microangiopatia.

Quanto ao "dedo em gatilho" (DG): a incidência em indivíduos diabéticos é 6 vezes maior, com bilateralidade também 3 vezes maior e 2 vezes mais dedos envolvidos, com maior possibilidade de associação com STC e Dupuytren.

Quanto à rigidez articular dos dedos (RAD): esse quadro é muito comum (mais de 30% das mãos diabéticas) e é exemplificado pela postura da mão de oração, quando as extremidades dos dedos se tocam, porém sem haver contato das palmas das mãos e das interfalângicas dos dedos. O teste simples de se solicitar a mão espalmada sobre uma mesa é indicativo dessa limitação funcional, geralmente não dolorosa e clinicamente muito semelhante à mão artrítica, à doença de Dupuytren inicial ou mesmo à STC pelos eventuais formigamentos.

Quanto à contratura de Dupuytren (DD): apesar de coexistir com a rigidez articular, parece que a fisiopatologia de ambas é diversa, havendo, porém, uma maior incidência de DD em mãos diabéticas que nas não diabéticas na proporção de 11% e 7%, apresentando-se porém com menor gravidade de contraturas e evolução mais lenta, causando menor incapacidade funcional que nos não diabéticos (Ballantyne, 2004).

Quanto à "fraqueza" das mãos, observa-se que a queixa está diretamente relacionada à perda da massa da musculatura extrínseca (antebraço) e intrínseca observada tanto nos membros superiores como inferiores dos diabéticos. Essa "fraqueza" acaba sendo mais debilitante que a presença concomitante da rigidez articular dos dedos ou das contraturas de Dupuytren (Fitzgibbons, 2008).

Resumindo: deve-se ser investigativo nos dois sentidos opostos: quanto daquela afecção ou distúrbio é devido à diabete (como concausa) e como seria o quadro clínico ou a incapacidade se não houvesse a diabete, mas apenas os fatores próprios de cada doença, sejam genéticos, inflamatórios ou mesmo ocupacionais.

Esse raciocínio se chama distribuição proporcional (*apportionment*) de pesos, valores ou porcentagens dos fatores causadores ou contributivos para uma lesão ou doença que vá ocasionar uma incapacidade e é uma das bases da boa perícia médica.

BIBLIOGRAFIA COMPLEMENTAR

SEMIOLOGIA

ASHFORD, R. F. *et al.* Sensitivity of the Jamar Dynamometer in detecting submaxial grip effort. *The Journal of Hand Surgery*, v. 21, n. 3, p. 402-405, 1996.

EVANS, R. C. Forearm, wrist and hand. In: *Illustrated Orthopedic Physical Assessment*, Mosby, Saint Louis, 3. ed., p. 375-466. 2009.

HOPPENFELD, S. Exame da mão e do punho. In: *Propedêutica ortopédica, coluna e extremidades.* Livraria Atheneu: São Paulo, p. 59-107, 1980.

MATTAR, R.J. *et al.* MÃO. In: *Exame físico em ortopedia*, Barros T.E.P.; Lech, O. p. 171-210. Sarvier, São Paulo, 2001.

REDDY, R. S.; COMPSON, J. Examination of the wrist-doft tissue, joints and special tests. *Current Osthopaedics*, v. 19, p. 180-189, 2005.

REIDER, B.; MASS, D. *REIDER*: O exame físico em ortopedia. Guanabara Koogan: Rio de Janeiro, 2001. p. 98-152.

THOMSEN, J. F. *et al.* Risk factors for hand-wrist disorders in repetitive work. *Occupational Enviromental Medicine*, v. 64, p. 527-533, 2007.

VRANCEANU, A.; RING, D. Value of psychological evaluation of the hand surgical patient. *The Journal of Hand Surgery*, v. 33, p. 985-987, 2008.

YOUNG, D. *et al.* Physical examination of the wrist. *Orthopedic Clinics of North America*, v. 38, p. 149-165, 2007.

SÍNDROME DO TÚNEL DO CARPO

AMICK, B. C. 3rd. *et al.* Predictors of successful work role functioning after carpal tunnel release surgery. *Journal of Occupational and Environmental Medicine,* 46(5): p. 490-500, 2004.

ANDERSEN, Johan Hviid *et al.* Computer use and carpal tunnel syndrome. *JAMA*, 289: p. 2963-2969, 2003.

ATROSHI, Isam *et al.* Diagnostic properties of nerve conduction tests in population-based carpal tunnel syndrome. In: *BMC Musculoskeletal Disorders*, 2003.

BARTON, N. J.; HOOPER, G.; NOBLE, J.; STEEL, W.M. Occupational causes of disorders in the upper limb. *Department of Orthopaedic and Accident Surgery*, 304: 309-311, 1992.

BEKKELUND, S. I. *et al.* Impact of occupational variables in carpal tunnel syndrome. *Acta Neurologica Scandinavica*, 103: 193-197, 2001.

BINGHAM, Roanal C.; ROSECRANCE, John C.; COOK, Thomas M. Prevalence of abnormal median nerve conduction in applicants for industrial jobs. *American Journal of Industrial Medicine*, 30: 355-361, 1996.

BRANDIMILLER, Primo A. Seguro de acidentes do trabalho: legislação, abrangência, acidente típico e doenças ocupacionais. In: BRANDIMILLER, Primo A. *Perícia Judicial em Acidentes e Doenças do Trabalho*. São Paulo: SENAC, 1996. p. 137-157.

BRASIL. *Código de Ética Médica*. Resolução CFM n. 1.246/88, Conselho Federal de Medicina. 5. ed. Brasília: CFM, 2000.

BRASIL. *Código de Processo Civil*. Legislação Brasileira. 13. ed. São Paulo: Saraiva, 1998.

BRASIL. Instituto Nacional do Seguro Social. Diretoria Nacional do Seguro Social, Ordem do Serviço n. 606: *Norma Técnica sobre Distúrbios Osteomusculares Relacionados ao Trabalho - DORT*, 1998.

BRAUN, Richard M.; DAVIDSON, Kathleen; DOEHR, Sandra. Provocative testing in the diagnosis of dynamic carpal tunnel syndrome. *The Journal of Hand Surgery*, 14(A): 195-197, 1989.

BROMBERG, M. B. An approach to the evaluation of peripheral neuropathies. *Seminars Neurologicals*, 25(2): 153-159, 2005.

BROOKS, Jefrey J. *et al.* Biomechanical and anatomical consequences of carpal tunnel release. *Clinical Biomechanics*, 18: 685-693, 2003.

CAMPOS, C. C. *et al.* The relationship between symptoms and electrophysiological detected compression of the median nerve at the wrist. *Acta Neurologica Scandinavica*, 110: 398-402, 2004.

CARVALHO, Diana Maul de. Epidemiologia - História e Fundamentos. In: MEDRONHO, Roberto A. *Epidemiologia*. São Paulo: Atheneu, 2003. Cap. 1, p. 3-13.

CHAISE, F. *et al.* Interruption professionnelle et chirurgie des syndromes du canal carpien. Résultats d'une série prospective de 233 patients. *Chirurgie de la Main*, 20: 117-121, 2001.

CRUZ, M. W. *et al.* Eletroneuromiografia na abordagem diagnóstica das neuropatias periféricas. In: *Projeto Diretrizes*, São Paulo: Associação Médica Brasileira e Conselho Federal de Medicina, 2002, p. 279-286.

D'ARCY, Christopher A.; MCGEE, Steven. Does this patient have carpal tunnel syndrome? *JAMA*, 283: 3110-3117, 2000.

DIAS, J. J. *et al.* Carpal tunnel syndrome and work. *The Journal of Hand Surgery*, 29(B): 329-333, 2004.

DURKAN, John A.; RIVER, Hood. A new diagnostic test for carpal tunnel syndrome. *The Journal of Bone and Joint Surgery*, 73(A): 535-538, 1991.

FALKINER, Sonja; MYERS, Stuart. When exactly can carpal tunnel syndrome be considered work-related? *ANZ Journal of Surgery*, 72: 204-2049, 2002.

FRANÇA GV. Decálogo ético do perito [base de dados na internet]. Decálogo Ético do Perito. Disponível em: <http://www.pbnet.com.br/openline/gvfraca/artigo_5.htm> Acesso em: 18.11.2005.

GELL, Nancy *et al.* A longitudinal study of industrial and clerical workers: incidence of carpal tunnel syndrome and assessment of risk factors. *Journal of Occupational Rehabilitation*, 15: 47-55, 2005.

GELLMAN, Harris *et al.* Carpal tunnel syndrome. *The Journal of Bone and Joint Surgery*, 68(A): 735-737, 1986.

GOLOBOROD'KO, Sergey A. Provocative test for carpal tunnel syndrome. *Journal of Hand Therapy*, 344-348, 2004.

GRABINER, Mark D.; GREGOR, Robert J. Revisiting the work-relatedness of carpal tunnel syndrome. *The American College of Sports Medicine*, 31: 123-126, 2003.

HALES, Thomas R.; BERNARD, Bruce. Epidemiology of work related musculoskeletal disorders. *Orthopedic Clinics of North America*, 27: 679-709, 1996.

HANSEN, P.A.; MICKLESEN, P.; ROBINSON, L. R. Clinical utility of the flick maneuver in diagnosing carpal tunnel syndrome. *American Journal Physical Medicine and Rehabilitation*, 83(5): 363-367, 2004.

HERBERT, Robin; GERR, Frederic; DROPKIN, Jonathan. Clinical evaluation and management of work-related carpal tunnel syndrome. *American Journal of Industrial Medicine*, 37: 62-74, 2000.

JABLECKI, Charles K. *et al.* Literature review of the usefulness of nerve conduction studies and electromyography for the evaluation of patients with carpal tunnel syndrome. *Muscle & Nerve*, 16: 1392-1414, 1993.

JULLIARD, F. A. La chirurgie du canal carpien vue par un expert. *Chirurgie de la Main*, 19: 257-262, 2000.

KAMATH, V.; STOTHARD, J. A clinical questionnaire for the diagnosis of carpal tunnel syndrome. *The Journal of Hand Surgery*, 28(B): 455-459, 2003.

KAO, Stephanie Y. Carpal tunnel syndrome as an occupational disease. *Journal of American Board Family Practioners*, 16: 533-542, 2003.

KAPLAN, S. J.; GLICKEL, S. Z.; EATON, R. G. Predictive factors in the non-surgical treatment of carpal tunnel syndrome. *The Journal of Hand Surgery*, 15(B): 106-108, 1990.

KATZ, J. N. *et al.* Determinants of work absence following surgery for carpal tunnel syndrome. *American Journal of Industrial Medicine*, 47(2): 120-130, 2005.

KEIR, Peter J.; BACH, Joel M.; REMPEL, David M. Effects of finger posture on carpal tunnel pressure during wrist motion. *The Journal of Hand Surgery*, 23(A): 1004-1009, 1998.

KIESTER, P. Douglas; DUKE, Alexandra D. Is it malingering, or is it "real"? *Postgraduate Medicine*, 106(7): 77-84, 1999.

KOUYOUMDJIAN, João Ari *et al.* Body mass index and carpal tunnel syndrome. *Arquivos de Neuropsiquiatria*, 58: 253-256, 2000.

LEVINE, David W. *et al.* A self-administered questionnaire for the assessment of severity of symptoms and functional status in carpal tunnel syndrome. *The Journal of Bone and Joint Surgery*, 75(A): 1585-1592, 1993.

MAIN, Chris J.; WADDELL, Gordon D. S. Behavioral responses to examination: a reappraisal of the interpretation of "non-organic signs". *Spine*, 23(21): 2367-2371, 1998.

MASSY-WESTROPP, Nicola; GRIMMER, Karen; BAIN, Gregory. A systematic review of the clinical diagnostic tests for carpal tunnel syndrome. *The Journal of Hand Surgery*, 25(A): 120-127, 2000.

MILLER, Ray F. *et al.* An epidemiologic study of carpal tunnel syndrome and hand-arm vibration syndrome in relation to vibration exposure. *The Journal of Hand Surgery*, 19A: 99-105,1994.

MONDELLI, M. *et al.* Inter-observer reproducibility and responsiveness of a clinical severity scale in surgically treated carpal tunnel syndrome. *Acta Neurologica Scandinavica*, 106: 263-268, 2002.

NAGLE, D. J. Evaluation of chronic wrist pain. *Journal of the American Academy of Orthopaedic Surgeons*, 8: 45-55, 2000.

NATHAN, Peter A. *et al.* Longitudinal study of median nerve sensory conduction in industry: relationship to age, gender, hand dominance, occupational hand use, and clinical diagnoses. *The Journal of Hand Surgery*, 17(A): 850-857, 1992.

____________________. Natural history of median nerve sensory conduction in industry: relationship to symptoms and carpal tunnel syndrome in 558 hands over 11 years. *Muscle & Nerve*, 711-721, 1998.

NATHAN, Peter A.; MEADOWS, K. D.; DOYLE, Linda S. Occupation as a risk factor for impaired sensory conduction of the median nerve at the carpal tunnel. *The Journal of Hand Surgery*, 13(B): 167-170, 1988.

NATHAN, Peter A.; MEADOWS, K. D.; ISTVAN, J. A. Predictors of carpal tunnel syndrome: an 11-year study of industrial workers. *The Journal of Hand Surgery*, 27(A): 644-651, 2002.

NORA, Daniel Bocchese *et al.* What symptoms are truly caused by median nerve compression in carpal tunnel syndrome? *Clinical Neurophysiology*, 116: 275-283, 2004.

NOVAK, C. B. *et al.* Provocative sensory testing in carpal tunnel syndrome. *The Journal of Hand Surgery*, 17(B): 204-208, 1992.

PADUA, Luca *et al.* Carpal tunnel syndrome: relationship between clinical and patient-oriented assessment. *Clinical Orthopaedics and Related Research*, 128-134, 2002.

PALMER, K. *et al.* Carpal Tunnel Syndrome and its relation to occupation: a systematic literature review. *Occupational Medicine*, v. 57, 57-66, 2007.

PHALEN, George S. The carpal tunnel syndrome. *The Journal of Bone and Joint Surgery*, 48(A): 211-228, 1966.

PEREIRA, Edgard dos Santos *et al.* Síndrome do túnel do carpo: análise comparativa entre tratamento conservador e cirúrgico. *Revista Brasileira de Ortopedia*, 28: 570-578, 1993.

PICKERING, S. A. W.; STEVENS, A.; DAVIS, T. R. C. Work practices and histopathological changes in the tenosynovium in carpal tunnel syndrome in men. *The Journal of Hand Surgery*, 29(B): 325-328, 2004.

PRIGANC, Victoria W.; HENRY, Sharon M. The relationship among five common carpal tunnel syndrome tests and the severity of carpal tunnel syndrome. *The Journal of Hand Surgery*, 16: 225-236, 2003.

PUTZ-ANDERSON, Verne *et al.* Carpal tunnel syndrome. In: *Musculoskeletal Disorders and Workplace Factors*, United States Department of Health and Human Services; National Institute for Occupational Safety and Health, 2. ed. Columbia Parkway Cincinnati, 1997. Cap. 5a, p. 5a-1, 5a-67.

PYUN, Sung-Bom; SONG, Woohyun; YOO, Seung-Don. Slowed conduction velocity of the median sensory nerve across the carpal tunnel in normal adults. *American Journal of Physical Medicine and Rehabilitation*, 84: 598-603, 2005.

RADACK, Daniel M.; SCHWEITZER, Mark E.; TARAS, John. Carpal tunnel syndrome: are the MR findings a result of population selection bias? *American Journal of Radiology*, 169: 1649-1653, 1997.

RAMONDA, R.; PUNZI, L.; VANGELISTA, T.; TODESCO, S. Analisi critica delle manovre semeiologiche proposte per la diagnosi di sindrome del tunnel carpale. *Reumatismo*, 54: 156-164, 2002.

REGE, A. J.; SHER, J. L. Can the outcome of carpal tunnel release be predicted? *The Journal of Hand Surgery*, 26(B): 148-150, 2001.

REMPEL, David *et al.* Consensus criteria for the classification of carpal tunnel syndrome in epidemiologic studies. *American Journal of Public Health*, 88: 1447-1451, 1998.

_______. Effects of forearm pronation/supination on carpal tunnel pressure. *The Journal of Hand Surgery*, 23(A): 38-42, 1998.

RIDER, D. A. Functional tests to quantify recovery following carpal tunnel release. *Journal of Hand Therapy*, 18(3): 385-386, 2005.

ROSALES, Roberto S.; DELGADO, Elena Benseny; LASTRA-BOSCH, Isabel Díez de la. Evaluation of the spanish version of the DASH and carpal tunnel syndrome health-related quality-of-life instrumencts: cross-cultural adaptation process and reliability. *The Journal of Hand Surgery*, 27(A): 334-343, 2002.

ROSSIGNOL, Michel; STOCK, Susan; PATRY, Louis; AMSTRONG, Benediet. Carpal tunnel syndrome: what is attributable to work? The Montreal study. *Occupational & Environmental Medicine*, 54(7): 519-523, 1997.

SAVORNIN, C. Les problèmes médicolégaux posés par les syndromes canalaires. *Chirurgie de la Main*, 23: 233-235, 2004.

SEVERO, Antonio *et al.* Síndrome do túnel carpal: análise de 146 casos operados pela mini-incisão. *Revista Brasileira de Ortopedia*, 36: 330-335, 2001.

SHAFER-CRANE, G. A. *et al.* Effect of occupational keyboard typing on magnetic resonance imaging of the median nerve in subjects with and without symptoms of carpal tunnel syndrome. *American Journal of Physical Medicine and Rehabilitation*, 84: 258-266, 2005.

SILVERSTEIN, Barbara A.; FINE, Lawrence J.; ARMSTRONG, Thomas J. Occupational factors and carpal tunnel syndrome. *American Journal of Industrial Medicine*, 11: 343-358, 1987.

SMET, Luc de. Value of some clinical provocative tests in carpal tunnel syndrome: Do we need electrophysiology and can we predict the outcome? *Hand Clinics*, 19: 387-391, 2003.

SOLOMON, Daniel H. *et al.* Nonoccupational risk factors for carpal tunnel syndrome. *Journal of General Internal Medicine*, 14(5): 310-314, 1999.

STEVENS, J. Clarke *et al.* The frequency of carpal tunnel syndrome in computer users at a medical facility. *Neurology*, 56: 1568-1570, 2001.

SZABO, Robert M.; MADISON, M. Carpal tunnel syndrome as a work-related disorder. In: GORDON, S. L. *Repetitive Motion Disorders of the Upper Extremity*, Rosemont: American Academy of Orthopedic Surgeons, 1995, Chapter 28, p. 421-454.

_______; STEINBERG, David R. Nerve entrapment syndromes in the wrist. *Journal of the American Academy of Orthopaedic Surgeons*, 2: 115-123, 1994.

TURNER, Judith A. *et al.* Prediction of chronic disability in work-related musculoskeletal disorders: a prospective, population-based study. *BMC Musculoskeletal Disorders*, 5: 1471-2474, 2004.

VENDER, Michael I. *et al.* Upper extremity disorders: a literature review to determine work-relatedness. *The Journal of Hand Surgery*, 20(A): 534-541, 1995.

WAND, J. S. Carpal tunnel syndrome in pregnancy and lactation. *The Journal of Hand Surgery*, 15(B): 93-95, 1990.

WEIMER, Louis H. *et al.* Serial studies of carpal tunnel syndrome during and after pregnancy. *Muscle & Nerve*, 25: 914-917, 2002.

WOOLF, A. D.; WALSH, N. E.; AKESSON, K. Global core recommendations for a musculoskeletal undergraduate curriculum. *Annals of Rheumatic Diseases*, 63: 517-524, 2004.

ZUMIOTTI, Arnaldo V. *et al.* Complicações do tratamento cirúrgico da síndrome do túnel do carpo. *Revista Brasileira de Ortopedia*, 31: 199-202, 1996.

CISTO SINOVIAL DO PUNHO (GANGLION)

ANGELIDES, A. C. Ganglions of the hand and wrist. In: GREEN, D. P.; HOTCHKISS, R. N.; PEDERSON, W. C. *Green's operative hand surgery.* 4th ed. New York: Churchill Livingstone, 1999. v. 2, p. 2171-2183.

BARNES, W. E.; LARSEN, R. D.; POSCH, J. L. Review of ganglia of the hand and wrist with analysis of surgical treatment. *Plastic Reconstructive Surgery*, v. 34, n. 6, p. 570-578, 1964.

BURKE, F. D. *et al.* Primary care referral protocol for wrist ganglia. *Postgraduate Medicine*, v. 79, p. 329-331, 2003.

COFFEY, M. J.; RAHMAN, M. F.; THIRKANNAD, S. M. Pediatric ganglion cysts of the hand and wrist: an epidemiologic analysis. *Hand*, v. 3, p. 359-362, 2008.

DIAS, J.; BUCH, K. Palmar wrist ganglion: does intervention improve outcome a prospective study of the natural history and patient-reported treatment outcomes. *The Journal of Hand Surgery*, v. 28, n. 2, p. 172-176. 2003.

DIAS, J. J.; DHUKARAM, V.; KUMAR, P. The natural history of untreated dorsal wrist ganglia and patient reported outcome 6 years after intervention. *The Journal of Hand Surgery*, v. 32, n. 5, p. 502-508, 2007.

FAITHFULL, D. K.; SEETO, B. G. The simple wrist ganglion - more than a minor surgical procedure? *Hand Surgery*, v. 5, n. 2, p. 139-143, 2000.

GUDE, W.; MORELLI, V. Ganglion cysts of the wrist: pathophysiology, clinical picture, and management. *Current Reviews in Musculoskeletal Medicine*, v. 1, p. 205-211, 2008.

KUHLMANN, J. N. *et al.* Ganglions of the wrist: proposals for topograpjical systematization and natural history. ***Revue de chirurgie orthopedique et reparatrice de l'appareil moteur***, v. 89, n. 4, p. 310-319, 2003.

LOWDEN, C. M. *et al.* The prevalence of wrist ganglia in an asymptomatic population: magnetic resonance evaluation. *The Journal of Hand Surgery*, v. 30, n. 3, p. 302-306, 2005.

MASMEJEAN, E. H. *et al.* The wrist of the formula 1 driver. *British Journal Sports of Medicine*, v. 33, p. 270-273, 1999.

MINOTTI. P.; TARAS, J. S. Ganglion cysts of the wrist. *Journal of American Society for Surgery of Hand*, v. 2, n. 2, p. 102-107, 2002.

PARDINI Jr, A. G.; FREITAS, A. D.; GUSMÃO FILHO, N. S. História natural do quisto sinovial do dorso do punho. *Revista Brasileira de Ortopedia*, v. 33, n. 3, p. 199-202, 1998.

THORNBURG, L. E. Ganglions of the hand and wrist. *The Journal of the American academy of Orthopaedic Surgeons*, v. 7, n. 4, p. 231-238, 1999.

VILLIERS, C. M. *et al.* Dorsal ganglion of the wrist: pathogenesis and biomechanics. *South African Medical Journal*, v. 75, p. 214-216, 1989.

WATSON, H. K. *et al.* Reevaluation of the cause of the wrist ganglion. *The Journal of Hand Surgery*, v. 14, n. 5, p. 812-817, 1989.

WESTBROOK, A. P. *et al.* Ganglia: the patient's perception. *The Journal of Hand Surgery*, v. 25, n. 6, p. 566-567, 2000.

WONG, A. S. *et al.* The use of routine wrist radiography is not useful in the evaluation of patients with ganglion cyst of the wrist. *Hand*, v. 2, p. 117-119, 2007.

DOENÇA DE DUPUYTREN

AI-QATTAN, M. M. Factors in the pathogenesis of Dupuytren's contracture. *The Journal of Hand Surgery*, v. 31, n. 9, p. 1527-1534, 2006.

BRADLOW, A.; MOWAR, A.G. Dupuytren's contracture and alcohol. *Annals of Rheumatic Diseases*, v. 45, p. 304-307, 2008.

BURGE, P. *et al.* Smoking, alcohol and the risk of the Dupuytren's contracture. *Journal of Bone and Joint Surgery*, v. 79, n. 2, p. 206-210, 1997.

CRITCHLEY, E. M. R. *et al.* Dupuytren's disease in epilepsy: result of prolonged administration of anticonvulsants. *Journal of Neurology, Neurosurgery & Psychiatry*, v. 39, p. 498-503, 1976.

CHAMMAS, M. *et al.* Dupuytren's disease, carpal tunnel syndrome, trigger finger, and diabetes mellitus. *The Journal of Hand Surgery*, v. 20, n. 1, p. 109-114, 1995.

DESCATHA, A. Dupuytren's disease and occupation. In: EATON, C. *et al.* (eds.). *Dupuytren's disease and related hyperproliferative disorders.* Berlim: Springer-Verlag, 2012.

ELLIOT, D.; RAGOOWANSI, R. Dupuytren's disease secondary to acute injury, infection or operation distal to the elbow in the ipsilateral upper limb: a historical review. *The Journal of Hand Surgery*, v. 30, n. 2, p. 148-156.

FLATT, A. E. The Vikings and baron Dupuytren's disease. *Baylor University Medical Center Proceedings*, v. 14, n. 4, p. 378-384, 2001.

GODTFREDSEN, N. S. *et al.* A prospective study linked both alcohol and tobacco to Dupuytren's disease. *Journal of Clinical Epidemiology*, v. 57, p. 858-863, 2004.

HART, M. G.; HOOPER, G. Clinical associations of Dupuytren's disease. *Postgraduate Medicine*, v. 81, p. 425-428, 2005.

HINDOCHA, S.; McGROUTHER, D. A.; BAYAT, A. Epidemiological evaluation of Dupuytren's disease incidence and prevalence rates in relation to etiology. *Hand*, v. 4, p. 256-269, 2009.

KHAN, A. A. *et al.* The role of manual occupation in the aetiology of Dupuytren's disease in men in England and Wales. *The Journal of Hand Surgery*, v. 29, n. 1, p. 12-14, 2004.

LISS, G. M.; STOCK, S. R. Can Dupuytren's contracture be work-related? Review of the evidence. *American Journal of Industrial Medicine*, v. 29, n. 5, p. 521-532, 1996.

LUCAS, G. *et al.* Dupuytren's disease: personal factors and occupational exposure. *American Journal of Industrial Medicine*, v. 51, p. 9-15, 2008.

McFARLANE, R. M. Dupuytren's disease: realtion to work and injury. *The Journal of Hand Surgery*, v. 16, n. 5, p. 775-779.

NOBLE, J.; HEATHCOTE, J. G.; COHEN, H. Diabetes mellitus in the aetiology of Dupuytren's disease. *Journal of Bone and Joint Surgery*, v. 66, n. 3, p. 322-325, 1984.

RAYAN, G. M. Dupuytren disease: anatomy, pathology, presentation, and treatment. *Journal of Bone and Joint Surgery*, v. 89, n. 1, p. 190-198, 2007.

SHAW, R. B. *et al.* Dupuytren's disease: history, diagnosis, and treatment. *Plastic and Reconstructive Surgery*, v. 120, n. 3, p. 44e-54e, 2007.

THURSTON, A. J. Dupuytren's disease. *Journal of Bone and Joint Surgery*, v. 85, n. 4, p. 469-477, 2003.

TUBIANA, R. Evaluation of deformities in Dupuytren's disease. *Annales de Chirurgie de la Main*, v. 5, n. 1, p. 5-11, 1986.

SUDECK

ARONOFF, G. M. *et al.* American Academy of Disability Evaluating Physicians (AADEP) Position paper: complex regional pain syndrome I (RSD): impairment and disability issues. *Pain Medicine*, v. 3, n. 3, p. 274-288, 2002.

ATKINS, R. M. Aspects of current management: complex regional pain syndrome. *The Journal of Bone and Joint Surgery*, v. 85, n. 8, p. 1100-1106, 2003.

BEERTHUIZEN, A. *et al.* Demographic and medical parameters in the development of complex regional pain syndrome type 1 (CRPS1): prospective study on 596 patients with fracture. *Pain*, v. 153, n. 6, p. 1187-1192, 2012.

GALER, B. S. *et al.* Course of symptoms and quality of life measurement in complex regional pain syndrome: a pilot survey. *Journal of Pain and Symptom Management*, v. 20, n. 4, p. 286-292, 2000.

HARDEN, R. N. *et al.* Proposed new diagnostic criteria for complex regional pain syndrome. *Pain Medicine*, v. 8, n. 4, p. 326-331, 2007.

MAIHÖFNER, C.; SEIFERT, F.; MARKOVIC, K. Complex regional pain syndromes: new pathophysiological concepts and therapies. *European Journal of Neurology*, v. 17, p. 649-660, 2010.

MOS, M. et al. Medical history and the onset of complex regional pain syndrome (CRPS). *Pain*, v. 139, p. 458-466, 2009.

PATTERSON, R. W. *et al.* Complex regional pain syndrome of the upper extremity. *The Journal of Hand Surgery*, v. 36, p. 1553-1562, 2011.

STUTTS, J. T. *et al.* Reflex sympathetic dystrophy: misdiagnosis in patients with dysfunctional postures of the upper extremity. *The Journal of Hand Surgery*, v. 25, n. 6, p. 1152-1156, 2000.

VAN EIJS, F. *et al.* Complex regional pain syndrome. *Pain Practice*, v. 11, n. 1, p. 70-87, 2011.

DOENÇA DE DE QUERVAIN

AHUJA, N. K.; CHUNG, K. C.; ARBOR, A. Fritz De Quervain, MD (1868-1940): stenosing tendovaginitis at the radial styloid process. *The Journal of Hand Surgery*, v. 29, n. 6, p. 1164-1170, 2004.

ALBERTON, G.M. *et al.* Extensor triggering in the Quervain's stenosing tenosynovitis. *The Journal of Hand Surgery*, v. 24, n. 6, p. 1311-1314, 1999.

BRUNELLI, G. Le test de Finkelstein contre le test de Brunelli dans la tenosyvite de De Quervain. *Chirugie de la Main*, v. 22, p. 43-45, 2003.

DAWSON, C.; MUDGAL, C.S. Staged description of the Finkelstein test. *The Journal of Hand Surgery*, v. 35, p. 1513-1515, 2010.

DE QUERVAIN, F. On the nature and treatment of stenosing tendovaginitis on the styloid process of the radius. *The Journal of Hand Surgery*, v. 30, n. 4, p. 392-394, 2005.

______________. On a form of chronic tendovaginitis. *The Journal of Hand Surgery*, v. 30, n. 4, p. 388-391, 2005.

ILYAS, A. M. Nonsurgical treatment for the Quervain's tenosynovitis. *The Journal of Hand Surgery*, v. 34, p. 928-929, 2009.

KAY, N. R. M. De Quervain's disease. *The Journal of Hand Surgery*, v. 25, n. 1, p. 65-69, 2000.

McAULIFFE, J. A. Tendon disorders of the hand and wrist. *The Journal of Hand Surgery*, v. 35, p. 846-853, 2010.

TA, K. T. *et al.* Patient satisfaction and outcomes of surgery for the Quervain's tenosynovitis. *The Journal of Hand Surgery*, v. 24, n. 5, p. 1072-1077, 1999.

WOLF, J. M.; STURDIVANT, R. X.; OWENS, B. D. Incidence of De Quervain's tenosynovitis in a young active population. *The Journal of Hand Surgery*, v. 34(A), p. 112-115, 2009.

DOENÇA DE KIENBÖCK

DIAS, J. J.; LUNN, P. Ten questions on Kienböck's disease of the lunate. *The Journal of Hand Surgery*, v. 35, n. 7, p. 538-543, 2010.

IRISARRI, C. Aetiology of Kienböck's disease. *The Journal of Hand Surgery*, v. 29, n. 3, p. 279-285, 2004.

LICHTMAN, D. M.; LESLEY, N. E.; SIMMONS, S. P. The classification and treatment of Kienböck´s disease: the state of the art and a look at the future. *The Journal of Hand Surgery*, v. 35, n. 7, p. 549-554, 2010.

TANIGUCHI, Y.; TAMAKI, T. Bilateral Kienböck's disease. *Journal of Orthopedic Science*, v. 3, p. 216-220, 1998.

_______. Kienböck's disease in women. *The Journal of Hand Surgery*, v. 24, n. 5, p. 596-597.

YAZAKI, N. *et al.* Bilateral Kienbök's disease. *The Journal of Hand Surgery*, v. 30, n. 2, p. 133-136, 2005.

AMPUTAÇÃO DE DEDOS

WATSON, J. *et al.* Neuromas of the hand and upper extremity. *The Journal of Hand Surgery*, v. 35, p. 499-510, 2010.

FRATURA DE ESCAFÓIDE (COMPLICAÇÕES)

BUIJZE; G. A. *et al.* Management of scaphoid nonunion. *Journal of Hand Surgery*, 37(A), p. 1095-1100, 2012.

Kawamura, K. *et al.* Treatment of scaphoid fractures and nonunions. *Journal of Hand Surgery*, 33(A), p. 988-997, 2008.

RING, D. *et al.* Imaging for suspected scaphoid fracture. *Journal of Hand Surgery*, 33(A), 954-957, 2008.

RIZARTROSE

DAHAGHIN, S. *et al.* Prevalence and pattern of radiographic hand osteoarthritis and association with pain and disability (the Rotterdam study). *Annals of Rheumatic Diseases*, v. 64, p. 682-687, 2005.

HAARA, M. M. *et al.* Osteoarthritis in the carpometacarpal joint of the thumb. *Journal of Bone and Joint Surgery*, v. 86, n. 7, p. 1452-1457, 2004.

TENDINITES, DEDO EM GATILHO

MELHORN, J. M. Repetitive strain injuries: fact or fiction. *Current Opinion in Orthopedics*, v. 15, p. 226-233, 2004.

PALMER, K. T.; HARRIS, E. C.; COGGON, D. Compensating occupationally related tenosynovitis and epicondylitis: a literature review. *Occupational Medicine*, v. 57, p. 67-74, 2007.

RYZEWICZ, M.; WOLF, J. M. Trigger digits: principles, management, and complications. *The Journal of Hand Surgery*, v. 31, n. 1, p. 135-146, 2006.

TARAS, J. S.; VALENTINE, B. J. Tenosynovitis. *Current Orthopaedic Practice*, v. 21, n. 6, p. 609-614, 2010.

MÃO DIABÉTICA

BALLANTYNE, J. A.; HOOPER, G. The hand and diabetes. *Current Orthopaedics*, v. 18, p. 118-125, 2004.

FITZGIBBONS, P. G.; WEISS, A. C. Hand manifestations of diabetes mellitus. *The Journal of Hand Surgery*, v. 33, p. 771-775, 2008.